护理营养学实习与学习指导

主编　乜金茹　王少康

东南大学出版社

SOUTHEAST UNIVERSITY PRESS

·南京·

图书在版编目(CIP)数据

护理营养学实习与学习指导 / 乜金茹,王少康主编
. — 南京 : 东南大学出版社,2020.9
ISBN 978 - 7 - 5641 - 9088 - 0

Ⅰ. ①护⋯ Ⅱ. ①乜⋯ ②王⋯ Ⅲ. ①临床营养—营
养学—高等学校—教学参考资料 Ⅳ. ①R459.3

中国版本图书馆 CIP 数据核字(2020)第 153031 号

护理营养学实习与学习指导

主　　编　乜金茹　王少康
出版发行　东南大学出版社
出 版 人　江建中
社　　址　南京市四牌楼 2 号(邮编:210096)
印　　刷　常州市武进第三印刷有限公司
开　　本　787 mm×1 092 mm　1/16
印　　张　7.75
字　　数　200 千字
版 印 次　2020 年 9 月第 1 版　2020 年 9 月第 1 次印刷
书　　号　ISBN 978 - 7 - 5641 - 9088 - 0
定　　价　24.00 元

经　　销　全国各地新华书店
发行热线　025 - 83790519　83791830

(本社图书若有印装质量问题,请直接与营销部联系,电话:025 - 83791830)

《护理营养学实习与学习指导》编委会

主　编　乜金茹　王少康

副主编　赵　婷　马东波

编　委（按姓氏笔画排序）

乜金茹　马东波　王　锋　王　瑾

王少康　卢　姗　叶雨婷　李　群

李春玉　张　红　张小强　杨立刚

宋志秀　赵　婷　徐冬连

前　言

　　《护理营养学实习与学习指导》是东南大学出版社《护理营养学》(第2版)的配套教材,为护理、临床医学、药学、医学检验、助产、康复等专业教学提供参考与指导,本配套教材包括实习指导与习题两部分。实习指导共7个:膳食调查与评价、学烧一道中国菜、人体测量指标及评估、食品营养标签制作及应用、医院膳食制备、糖尿病患者的食谱设计、营养教育,供大家选用。习题题型包括名词解释、填空题、单选题、简答题和案例分析,习题附答案,旨在指导学生更好地掌握教材重要知识点,提高对知识的综合运用分析能力。

　　本配套教材实习指导增加了近年来关注度较高的食品标签使用和营养教育内容,增加了教材的实用性;习题部分结合学生专业及年龄阶段认知特点,并结合专业教师教学实践经验进行组编,以辅助学生加强对教学内容和知识点的理解和把握。

　　本教材的编写得到了东南大学出版社领导及编辑人员的大力支持。教材编委成员来自高校营养与食品卫生专业教师及医院临床营养一线专家,有丰富的教学经验与实践经验,并注重经验传授与知识更新。

　　由于编者水平有限,书中难免存在错误与不足之处,在此恳请各位老师同行批评指正。

编　者

目 录

实习指导

习 题

实习指导

实习一　膳食调查与评价

膳食调查是进行营养状况评估的第一步。膳食调查目的是通过调查在一定时间内某人群或个人日常所摄入食物的种类及数量,利用食物成分表或相关软件计算出每人每日能量和各种营养素的摄入量,并与中国居民膳食营养素参考摄入量(DRIs)进行比较,借此评定某人群或个人正常营养需要的满足程度,为改进个体或群体的营养状况提供科学依据。

一、目的

掌握膳食调查常用方法;通过查询食物成分表计算膳食能量与各种营养素含量,根据DRIs评价是否满足个体营养需要;计算三餐能量分配、能量来源、蛋白质来源,并判断是否合理。

二、膳食调查方法

常用的膳食调查方法主要有询问法、食物频率法、称重法、记账法、化学分析法等。其中询问法又可分为膳食回顾法和膳食史法。本次实习主要以膳食回顾法进行膳食调查和评价。

膳食回顾法是指调查对象尽可能准确地回忆调查前一段时间,如前一日至数日的食物消耗量。由于成人24小时内对所摄入的食物有较好的记忆,获得的调查资料可靠,因此24小时回顾法是目前最常用的一种膳食调查方法,一般采用3天连续调查(包括2天工作日、1天休息日)。该方法的优点是简便易行,缺点是如果调查者缺乏经验或调查对象记忆误差、遗漏、不配合等会导致结果不准确。要求调查者必须接受专门的培训,掌握一定的询问方式和技巧,取得调查对象的充分配合,可能还需要借助食物模型(或实物)和测量工具,对食物摄入量定量核算。该方法由于依靠调查对象的记忆力回忆、描述膳食情况,故不适宜7岁以下儿童及75岁以上老年人。

三、实习内容

(一) 全日食物量记录

1. 准备24小时回顾法膳食调查表,收集某人连续3天的膳食食物种类与数量并记录。
2. 下面是某学生的一日进餐情况,见实习表1-1。

注意:一日膳食是没有代表性的,但为了学习膳食计算方法,只以某学生一日食谱进行计算。

（二）全日营养素摄入量计算

1. 将实习表1-1中的各食物原料按餐次、种类、重量（按可食部）记入实习表1-2。

实习表1-1　王红6月25日进餐情况

王红　女　22岁　　　身高:160 cm　　　体重:50 kg　　　劳动强度:轻体力劳动

餐次	食物名称	食物原料	食物重量(g)
早餐	鸡蛋饼1个	小麦粉	70
		鸡蛋	55
	苹果1个	苹果	200
		豆油	5
中餐	米饭1碗	稻米	100
	油菜炒瘦肉1份	油菜	50
		瘦猪肉	15
	四季豆烧肉1份	四季豆	50
		瘦猪肉	15
		豆油	10
晚餐	米饭1碗	稻米	100
	芹菜炒肉丝1份	芹菜	50
		瘦猪肉	15
	青菜豆腐汤	青菜	50
		豆腐	50
		豆油	10
加餐(零食)	哈密瓜两片	哈密瓜	250

（以上食物均为可食部分）

2. 查食物成分表,计算摄入各类食物的能量和营养素的含量。食物成分表通常是每100 g食物的营养素含量,所以必须根据摄入量进行折算,再将相关数据记入实习表1-2。

例如:从常用食物营养成分表中可知,每100 g小麦粉含蛋白质15.7 g、脂肪2.5 g,因此,早餐从小麦粉中获得蛋白质为70×(15.7/100)＝10.99 g,脂肪为70×(2.5/100)＝1.75 g,依此类推,算出各种食物中能量和各种营养素的摄入量。

3. 小计和合计:小计是按每餐分别汇总各类营养素,尤其是能量的摄入量;合计是将全天的能量和营养素摄入量计算出来并填入合计栏中。

4. 膳食评价:

① 根据实习表1-1结果,计算出全日各类食物的平均摄入量,结果列入实习表1-3中,进行膳食结构的分析。

实习表 1-2　全日营养素摄入量统计表

餐次	原料名称	重量(g)	蛋白质(g)	脂肪(g)	碳水化合物(g)	热量(kcal)	钙(mg)	铁(mg)	锌(mg)	硒(mg)	VA(μgRAE)	胡萝卜素(μg)	VB₁(mg)	VB₂(mg)	PP(mg)	VC(mg)
早餐																
	小计															
午餐																	
	小计															
晚餐																	
	小计															
零食	小计															
合计																	

实习表 1-3　全日各类食物摄入量与膳食宝塔比较

	谷类(g)	蔬菜(g)	水果(g)	肉、禽(g)	蛋类(g)	鱼虾(g)	豆类及其制品(g)	奶类及其制品(g)	油脂(g)
实际摄入量									
膳食宝塔推荐量									
实际摄入量/推荐量(%)									

② 根据实习表 1-2 结果,计算营养素实际摄入量与 DRIs 中的 RNI 或 AI 的百分比,结果列入实习表 1-4。其中胡萝卜素的摄入量应折合成维生素 A 的摄入量。

实习表 1-4　全日营养素摄入量与 DRIs 比较

	蛋白质(g)	脂肪(g)	碳水化合物(g)	热量(kcal)	钙(mg)	铁(mg)	锌(mg)	硒(mg)	VA(μgRAE)	胡萝卜素(μg)	VB$_1$(mg)	VB$_2$(mg)	PP(mg)	VC(mg)
实际摄入量														
DRIs 量														
实际摄入量/推荐量(%)														

③ 三餐能量比分析。根据实习表 1-2 分别计算出早、中、晚三餐所摄入的能量,再计算出三餐能量分别占全天总能量的百分比,结果填入实习表 1-5。

实习表 1-5　三餐能量分配比例

餐次	摄入能量(kcal)	构成比(%)	建议比例(%)
早			30
中			40
晚			30
合计			100

④ 三大营养素的产能比分析。膳食能量主要来源于三大产能营养素蛋白质、脂肪、碳水化合物。从实习表 1-2 查出这三种营养素的摄入量,分别乘以它们的能量系数(分别为 4、9、4 kcal/g)即得出它们的能量,最后计算出构成比,结果填入实习表 1-6。

实习表 1-6　三大营养素的产能比分析

营养素	摄入量(g)	产热量(kcal)	构成比(%)	建议比例(%)
蛋白质				
脂肪				
碳水化合物				
合计				100

⑤ 蛋白质食物来源分析。从实习表 1-2 查出各类食物蛋白质的量,列入实习表 1-7,并计算构成比。

实习表 1-7　蛋白质食物来源评价

来源	重量(g)	构成比(%)	建议比例(%)
动物+大豆			30~50
其他植物			
合计			

(叶雨婷)

实习二　学烧一道中国菜

一、目的

通过学习烧制一道中国菜（熘肝尖），了解中国既注重"色、香、味"，又讲究"滋、养、补"的饮食特点，帮助学生建立注意食物营养搭配的健康饮食理念。

二、材料与方法

（一）配料

猪肝 250 g　　　　　　　　　　　　姜末、青蒜少许

洋葱 2 个　　　　　　　　　　　　　食盐 1/2 茶匙

香油少许　　　　　　　　　　　　　白糖 1 汤匙（亦可不用）

色拉油 500 g（过油用）　　　　　　料酒 1 汤匙

淀粉 4 茶匙

（二）制作方法

1. 将猪肝洗净，切成薄片。
2. 将洋葱剥皮，去头，切成块。
3. 入油锅，将肝片与洋葱在温油中过油。
4. 热 1 汤匙油，煸姜与青蒜，炒肝片和洋葱，加上各种佐料和香油，迅速起锅。

三、谈谈制作这道菜的体会并分析其营养价值

（叶雨婷）

实习三　人体测量指标及评估

人体测量是用于评定个体营养状况常用的方法之一。不同年龄所选用的测量指标不同,测量方法也有较大差异。婴幼儿通常采用身长、顶臀长、体重、头围、胸围等测量指标;儿童主要采用体重、身高、坐高、头围、腰围、上臂围等指标;成年人常用的测量指标主要包括体重、身高、上臂围、胸围、腰围、皮褶厚度等。

一、目的

了解用于评价人体营养状况常用的人体测量指标及其意义;掌握基本的测量方法,并能够对这些测量指标进行客观的描述及评价。

二、实验仪器及材料

量床(板)、身高计、体重计、钢尺、软尺、皮褶厚度计。

三、测定项目及方法

(一) 婴幼儿身长

婴幼儿(0~3 岁)因不能站立或站立时不能保持正确的身高测量姿势,故采用卧位测量头顶至足底的距离,即身长。身长是婴幼儿体格发育纵向测量指标,反映长期营养、疾病和其他不良环境因素的影响。

1. 使用仪器

量床(板)。

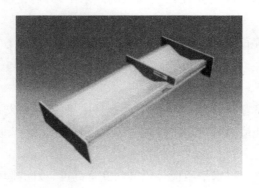

2．测量方法

（1）将量床放至平坦地面或桌面，刻度面向光源，以便读数。

（2）被测婴幼儿脱去鞋帽及厚衣裤，使其仰卧于量板中线上。

（3）测量时需要两名测试员配合，辅测者固定小儿头部使其接触头板，要求小儿面向上，两耳在一水平上，两侧耳廓上缘与眼眶下缘的连线与量板垂直。

（4）主测者位于婴幼儿右侧，确定小儿平卧于板中线后，左手固定小儿膝部，将其腿伸直，右手滑动滑板接触小儿双侧足跟，读数。以 cm 为单位，精确至小数点后一位。

3．注意要点

测量前应仔细检查量床两端头板是否松动，围板刻度 0 点是否与头板的头顶面重合，并进行校正。测量过程中保证婴幼儿头顶至足跟呈一条直线，同时要防止身体扭动等现象。

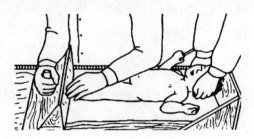

（二）身高

身高是指从足底到颅顶的高度。在生长发育阶段，身高与营养状况有关。对于成年人，单纯的身高测量不能反映营养状况，必须和体重指标结合起来才能评价。

1．使用仪器

身高计、钢尺。

2．测量方法

（1）将身高计水平放至平坦位置，尽量使立柱的刻度尺面向光源，以便于读数。

（2）检查和校正身高计到 0 点，用钢尺测量基准板平面刻度线的刻度是否一致或准确，要求误差不得大于 0.1 cm。

（3）受试者赤足，立正姿势（上肢自然下垂，足跟并拢，足尖分开成 60°），要求做到三点靠立（足跟、骶骨部及两肩胛间与立柱相接触），两点水平（耳屏上缘与两眼眶下缘最低点呈水平）。

（4）测量者站受试者右侧，水平压板轻压受试者头顶，水平读数。以 cm 为单位，精确至小数点后一位。

3．注意要点

（1）测量身高要严格遵守"三点靠立柱""两点呈水平"测量姿势。

（2）水平压板与头部接触时，松紧要适中，头发蓬松要压实，头顶发辫发结解开，饰品要取下。

（3）读数完毕后应立即将水平压板轻轻推向安全高度，以防碰坏及伤人。

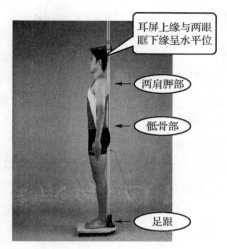

三点靠立柱 两点呈水平

（三）体重

体重是指身体各个部分重量的总和,反映能量和蛋白质的营养状况。长期能量过剩会引起体重的增加,而长期能量不足会引起体重降低。

1. 使用仪器

体重计(以电子人体秤为例)。

2. 测量方法

(1) 将电子秤放至平坦的地面上,进行调零校正。

(2) 要求受试者空腹,脱去鞋帽和外套,穿短衣短裤(如果因某些原因,不能做到穿短衣短裤的,可估计衣服重量,将测得体重减去衣服重量即可)。

(3) 受试者站在电子秤中央,待 LED 显示稳定后进行读数。以 kg 为单位,精确至小数点后一位。

3. 注意要点

(1) 受试者站在电子秤中央,要求站稳不能晃动。

(2) 测量体重前,受试者不应进行剧烈的体育活动和重体力活动,否则会影响其准确性。

（四）胸围、腰围、臀围、上臂围、头围

胸围、腰围、臀围、上臂围、头围能够反映人体局部生长发育情况,根据这些指标还能对肥胖进行分类及整体评价。

1. 使用仪器

软尺。

2. 测量方法

(1) 胸围:被测者自然站立,平视前方。测量者立于被测试者右方,左手将软尺 0 点进行固定(男孩及乳腺尚未突起的女孩固定于胸前右侧乳头下缘,乳腺已突起的女性选择胸骨中线第四肋间高度为固定点),右手使软尺绕经右侧后背以两肩胛下缘为准,经左侧回至固

定点。在被测试者平静呼吸时读取数据。以 cm 为单位,精确至小数点后一位。

(2) 腰围:被测者自然站立,平视前方。两名测试员配合,主测者选肋下缘最底部和髂前上棘最高点的连接的中点将软尺水平绕腰一周。辅测者观察软尺绕腰的水平面是否与身体垂直,在呼气末吸气初开始读数。以 cm 为单位,精确至小数点后一位。

(3) 臀围:被测者自然站立,平视前方。两名测试员配合,主测者将卷尺置于臀部向后最突出的部位,以水平绕臀一周测量。辅测者观察卷尺绕臀部的水平是否与身体垂直,并记录读数。以 cm 为单位,精确至小数点后一位。

(4) 上臂围:被测者自然站立,充分暴露左上肢,手臂自然下垂,两眼平视前方。测试者站在被测者身后找到肩峰、尺骨鹰嘴部位,将软尺在两者中点水平绕一周,读数。以 cm 为单位,精确至小数点后一位。

(5) 头围:被测者坐位或仰卧位,测量者位于被测者右侧或前方,用左手大拇指将软尺 0 点固定在头部右侧眉弓上缘处,后经枕骨结节,左右对称环绕一周,读数。以 cm 为单位,精确至小数点后一位。

3. 注意要点

(1) 测量人体体格各围度时,要求被测试者处于平静状态,并保持自然呼吸。

(2) 软尺应轻轻与皮肤接触,不宜过紧或过松。测头围时,婴幼儿应脱帽,如遇有长发或梳辫者,应先将头发在软尺经过处向上、下分开,使软尺紧贴头皮,以防止影响结果。

(3) 测量时,注意保证软尺的水平位置,其水平面与身体垂直。

(五) 皮褶厚度

皮褶厚度是衡量人体营养状况和肥胖程度的重要指标,通常测量的部位有脐旁、上臂肱二头肌、肱三头肌、肩胛下角及髋部,这些部位能够较好地反映躯干和肢体皮下脂肪堆积的情况。

1. 使用仪器

皮褶厚度计。

2. 测量方法

(1) 校正仪器,使皮褶厚度计的压力符合规定标准($10 \ g/cm^2$,可按照使用说明书进行)。

(2) 受试者自然站立,充分暴露待测量的部位。

(3) 使用左手拇指和食指将特定测量部位的皮肤连同皮下组织捏起,右手握皮褶厚度计。

(4) 右手拇指松开皮褶厚度计卡钳钳柄,使钳尖部充分夹住皮褶。

(5) 在皮褶计指针快速回落后立即读数,重复测量三次,取平均值。记录时以 mm 为单位,精确至小数点后一位。

3. 皮褶厚度测量部位

(1) 肱二头肌:在右臂肱二头肌最饱满处(肩峰与肘鹰嘴连线中点上 1 cm,基本与乳头水平),用左手拇指和食指、中指将皮肤连同皮下组织顺自然皮褶方向(垂直方向)捏起呈皱褶,垂直测量。

（2）肱三头肌：右臂背中点（肩峰至尺骨鹰嘴连线的中点），垂直方向用左手拇指和食指、中指将皮肤和皮下组织夹提起来垂直测量。

（3）肩胛下角：右肩胛骨下角下方约 1 cm 处，顺自然皮褶方向即皮褶走向与脊柱成 45°角测量。

（4）腹部：用左手拇指及食指将距脐右侧 2 cm 处的皮肤连同皮下组织与正中线垂直捏起呈皱褶水平测量。

（5）髋部：腋中线与髂嵴交叉点垂直捏起皮褶水平测量。

4. 注意要点

（1）长时间未使用的皮褶厚度计在使用前必须进行校正。

（2）被测量者自然站立，肌肉不要紧张，体重平均落在两腿上。测量时应充分暴露需要测量的部位，捏起皮褶时注意方向，并确认无肌肉附着。

四、人体测量结果评价

（一）身高和体重

1. 标准体重

标准体重（kg）＝身高（cm）－105

成年人标准体重评价标准：

（1）＜60％　　　　　　严重营养不良

（2）60％～80％　　　　中度营养不良

（3）80％～90％　　　　轻度营养不良

（4）90％～110％　　　　正常范围

（5）110％～120％　　　　超重

（6）＞120％　　　　　肥胖

2. 体质指数（body mass index，BMI）

BMI＝体重（kg）/[身高（m）]^2，我国成年人 BMI 判定标准见实习表 3－1。

实习表 3－1　我国成年人 BMI 判定标准

等级	BMI 值	等级	BMI 值
重度蛋白质-能量营养不良	＜16.0	正常	18.5～23.9
中度蛋白质-能量营养不良	16.0～16.9	超重	≥24.0
轻度蛋白质-能量营养不良	17.0～18.4	肥胖	≥28.0

3. Kaup 指数与 Rohrer 指数

对于未成年人身高和体重进行评价时，通常有适用于学龄前儿童的 Kaup 指数（考普指数）和适用于学龄儿童（小学、初中）的 Rohrer 指数（罗尔指数）。评价标准见实习表 3－2，实习表 3－3。

Kaup 指数的计算公式：Kaup 指数＝[体重（kg）/身高（cm）^{2}]×10^4。

Rohrer 指数的计算公式：Rohrer 指数＝[体重（kg）/身高（cm）^{3}]×10^7。

实习表 3-2　Kaup 指数的评价标准

Kaup 值	评价
＞22	肥胖
19～22	优良
15～19	正常
13～15	消瘦

实习表 3-3　Rohrer 指数的评价标准

Rohrer 值	评价
＞156	过度肥胖
140～156	肥胖
109～140	正常
92～109	消瘦

（二）人体各围度

1. 上臂围

我国 18～25 岁男性上臂围平均为 25.9 cm，女性为 24.5 cm。

评价标准：测量值＞参考值 90％为正常，90％～80％为轻度营养不良，79％～60％为中度营养不良，＜60％为重度营养不良。

2. 腰围、腰臀比

肥胖的主要特征不仅表现为体脂含量增多，还包括体脂分布异常。而腰围及腰臀比是两个能较好反映脂肪分布的简便指标。

评价标准：中国成年男性腰围≥85.0 cm、腰臀比＞0.9，女性腰围≥80.0 cm、腰臀比＞0.8 都可视为腹部脂肪蓄积，即腹型肥胖或中心性肥胖。

3. 头围

成年人的头围为 54.0～58.0 cm，新生儿头围平均为 34.0 cm。婴儿 1～3 月内头围增长最快，增加 5.0～6.0 cm，以后增长速度逐渐减慢。1 岁时，男孩与女孩的平均头围分别为 46.0 cm 和 45.5 cm。2 岁时达 48.0 cm，5 岁时达 50.0 cm，15 岁时接近成年人头围，为 54.0～58.0 cm。头围测量在 2 岁前最有价值，头围增长正常与否，反映大脑发育是否正常，头围过大常见于脑积水和佝偻病后遗症，头围过小常见于脑发育不全及小头畸形。

（三）皮褶厚度

1. 三处皮褶厚度之和

皮褶厚度主要表示皮下脂肪的厚度，通常选用肩胛下角、肱三头肌和腹部脐旁皮褶厚度之和判断营养状况。

评价标准：三者皮褶厚度之和，男性＞40 mm、女性＞50 mm 者，为肥胖；男性在 10～40 mm、女性在 20～50 mm 者，为正常；男性＜10 mm、女性＜20 mm 者，为消瘦。

2. 体脂含量(BF)

通过人体不同部位的皮褶厚度可以推算人体密度(D),进而计算体脂含量。

$$D=c-m\times(\log 皮褶厚度值)$$

(c、m 是公式中的系数,根据性别和测量部位不同进行选择,具体值见表 3-4,皮褶厚度指肱三头肌、肱二头肌、肩胛下及髋部皮褶厚度之和)

$$BF\%=(4.95/D-4.50)\times100\%$$

实习表 3-4　身体密度参数

年龄	男性		女性	
	c	m	c	m
17～20	1.162 0	0.063 0	1.154 9	0.067 8
20～30	1.163 1	0.063 2	1.159 9	0.071 7
30～40	1.142 2	0.054 4	1.142 3	0.063 2
40～50	1.162 0	0.070 0	1.133 3	0.061 2
>50	1.171 5	0.077 9	1.133 9	0.064 5

实习表 3-5　成人体脂含量评价标准

性别	偏瘦	标准	临界值	肥胖	极度肥胖
男性	<10%	10%～24%	25%～29%	30%～35%	>35%
女性	<15%	15%～29%	30%～34%	35%～40%	>40%

(王锋)

实习四　食品营养标签制作及应用

一、目的

了解国内外食品营养标签的发展及现状；了解中国食品营养标签法规的发展；掌握食品营养标签管理规范内容；掌握食品营养标签的内容、制作方法及格式。

(一) 概况

1. 制定目的

食品营养标签是向消费者提供食品营养信息和特性的说明，也是消费者直观了解食品营养组分、特征的有效方式。为指导和规范我国食品营养标签标示，引导消费者合理选择预包装食品，促进公众膳食营养平衡和身体健康，保护消费者知情权、选择权和监督权，原卫生部在参考国际食品法典委员会(CAC)和国内外管理经验的基础上，组织制定了《预包装食品营养标签通则》(GB 28050—2011，以下简称"营养标签标准")，于 2013 年 1 月 1 日起正式实施。本标准适用于保健食品及预包装特殊膳食用食品标签上营养标签的标示。

2. 实施营养标签标准的意义

根据国家营养调查结果，我国居民既有营养不足，也有营养过剩的问题，特别是脂肪、钠(食盐)、胆固醇的摄入较高，是引发慢性病的主要因素。通过实施营养标签标准，要求预包装食品必须标示营养标签内容，一是有利于宣传普及食品营养知识，指导公众科学选择膳食；二是有利于促进消费者合理平衡膳食和身体健康；三是有利于规范企业正确标示营养标签，科学宣传有关营养知识，促进食品产业健康发展。

3. 国际上食品营养标签管理情况

国际组织和许多国家都非常重视食品营养标签，国际食品法典委员会(CAC)先后制定了多个营养标签相关标准和技术文件，大多数国家制定了有关法规和标准。世界卫生组织(WHO)调查显示，74.3％的国家有食品营养标签管理法规。美国早在 1994 年就开始强制实施营养标签法规，我国台湾地区和香港特别行政区也已对预包装食品采取强制性营养标签管理制度。

4. 营养标签标准实施原则

(1) 食品生产企业应当严格依据法律法规和标准组织生产，符合营养标签标准要求。

(2) 提倡以技术指导和规范执法并重的监督执法方式，对预包装食品营养标签不规范的，应积极指导生产企业，帮助查找原因，采取改进措施。

(3) 推动食品产业健康发展，食品生产企业应当采取措施，将营养标签标准的各项要求与生产技术、经营、管理工作相结合,逐步减少盐、脂肪和糖的用量,提高食品的营养价值,促进产业健康发展。

二、主要内容

（一）相关定义

标准规定了核心营养素、营养成分表、营养声称、营养素参考值、可食部等的定义。

1. 核心营养素

核心营养素是食品中存在的与人体健康密切相关,具有重要公共卫生意义的营养素,摄入缺乏可引起营养不良,影响儿童和青少年生长发育和健康,摄入过量则可导致肥胖和慢性病发生。各国规定的核心营养素主要基于其居民营养状况、营养缺乏病、慢性病的发生率、监督水平、企业承受能力等因素确定。我国营养标签标准中的核心营养素包括蛋白质、脂肪、碳水化合物、钠四种。

2. 营养成分表

营养成分表是标示食品中能量和营养成分的名称、含量及其占营养素参考值（Nutrition Reference Values,NRV）百分比的规范性表格。

3. 营养声称

营养声称指对食物营养特性的描述和说明,包括营养成分含量声称和比较声称。

4. 营养素参考值（NRV）

营养素参考值是用于比较食品营养成分含量高低的参考值,专用于食品营养标签。营养成分含量与 NRV 进行比较,能使消费者更好地理解营养成分含量的高低。

5. 可食部

食品包装内净含量去除其中不可食用部分后,剩余部分即为该食品的可食部。

可食部重量＝包装内食物总重量－不可食用部分重量

食物的可食部可根据《中国食物成分表》查找,也可以采用实际方法测定。

（二）基本要求

1. 食品营养标签标示的任何营养信息,应真实、客观,不得虚假,不得夸大产品的营养作用或其他作用。

2. 营养成分表应该以一个"方框表"的形式标示（特殊情况除外）,方框可为任何尺寸,并与包装的基线垂直,表名为"营养成分表"。营养成分表中包括营养成分的名称、含量值和占营养素参考值（NRV）的百分比。

3. 食品营养成分含量应以具体数值标示,各营养成分的营养素参考值见实习表 4-1。

（三）强制标示内容

1. 所有预包装食品强制性标示的内容包括能量、核心营养素（蛋白质、脂肪、碳水化合物、钠）的含量值及其占营养素参考值（NRV）的百分比。当标示其他可选择标示的成分时,应采取适当形式使能量和核心营养素的标示更加醒目。

2. 按照国家标准使用了营养强化剂的预包装食品,除上述要求外,还应标示强化后食品中该营养素的含量及其占营养素参考值（NRV）的百分比。

3. 食品配料中含有或生产过程中使用了氢化和（或）部分氢化油脂时，还应标示出反式脂肪（酸）的含量。

4. 当对除能量和核心营养素外的营养成分进行营养声称或营养成分功能声称时，在营养成分表中，还须标示出该营养成分的含量及其占营养素参考值（NRV）的百分比。

5. 未规定营养素参考值（NRV）的营养成分仅需标示含量。

（四）可选择性标示内容

1. 除上述强制标示的内容外，营养成分表中还可标示其他成分的名称、含量及其占营养素参考值（NRV）的百分比。

2. 当某营养成分的含量标示值符合含量声称或者比较声称的要求和条件时，可同时使用两种声称方式或仅使用含量声称，也可使用 GB 28050—2011 中规定的营养成分功能声称标准用语，不应对功能声称用语进行任何形式的删改、添加和合并。

（五）免除强制营养标签的预包装食品范围

下列预包装食品豁免强制标示营养标签：

——生鲜食品，如包装的生肉、生鱼、生蔬菜和水果、禽蛋等；

——乙醇含量≥0.5％的饮料酒类；

——包装总表面积≤100 cm² 或最大表面面积≤20 cm² 的食品；

——现制现售的食品；

——包装的饮用水；

——每日食用量≤10 g 或 10 mL 的预包装食品；

——其他法律法规标准规定可以不标示营养标签的预包装食品。豁免强制标示营养标签的预包装食品，如果在其包装上出现任何营养信息时，应按照本标准执行。

三、营养成分表

（一）关于营养成分表

营养成分表是标示食品中能量和营养成分的名称、含量及其占营养素参考值（NRV）百分比的规范性表格。例如：

实习表 4-1　营养成分表

项目	每 100 g	NRV％
能量	1 823 kJ	22％
蛋白质	9.0 g	15％
脂肪	12.7 g	21％
碳水化合物	70.6 g	24％
钠	204 mg	10％
维生素 A	72 mgRE	9％
维生素 B₁	0.09 mg	6％

（二）营养成分表的基本要素

营养成分表包括 5 个基本要素：表头、营养成分名称、含量、NRV％和方框。

（1）表头：以"营养成分表"作为表头。

（2）营养成分名称：按实习表 4-1 的名称和顺序标示能量和营养成分。

（3）含量：指含量数值及表达单位。

（4）NRV％：指能量或营养成分含量占相应营养素参考值（NRV）的百分比。

（5）方框：采用表格或相应形式。

营养成分表各项内容应使用中文标示，若同时标示英文，应与中文相对应。

（三）关于核心营养素

部分国家和地区规定的核心营养素如实习表 4-2。

实习表 4-2　部分国家和地区核心营养素数量及种类

国家或地区	核心营养素
国际食品法典委员会	1+3：能量、蛋白质、脂肪、可利用碳水化合物
美国	1+14：能量、由脂肪提供的能量百分比、脂肪、饱和脂肪、胆固醇、总碳水化合物、糖、膳食纤维、蛋白质、维生素 A、维生素 C、钠、钙、铁、反式脂肪酸
加拿大	1+13：能量、脂肪、饱和脂肪、反式脂肪（同时标出饱和脂肪与反式脂肪之和）、胆固醇、钠、总碳水化合物、膳食纤维、糖、蛋白质、维生素 A、维生素 C、钙、铁
澳大利亚	1+5：能量、蛋白质、脂肪、碳水化合物、糖、钠
马来西亚	1+3：能量、蛋白质、脂肪、碳水化合物
新加坡	1+8：能量、蛋白质、总脂肪、饱和脂肪、反式脂肪、胆固醇、碳水化合物、膳食纤维、钠
日本	1+4：能量、蛋白质、脂肪、碳水化合物、钠
台湾地区	1+4：能量、蛋白质、脂肪、碳水化合物、钠
香港特别行政区	1+7：能量、蛋白质、碳水化合物、总脂肪、饱和脂肪、反式脂肪、糖、钠

四、营养成分的定义和计算

（一）关于能量及其折算

能量指食品中蛋白质、脂肪、碳水化合物、膳食纤维等产能营养素在人体代谢产生能量的总和。营养标签上标示的能量主要由计算法获得。即蛋白质、脂肪、碳水化合物、膳食纤维等产能营养素的含量乘以各自相应的能量系数并进行加和，能量值以千焦（kJ）为单位标示。

实习表 4-3　食品中产能营养素的能量系数

成分	能量系数（kJ/g）	成分	能量系数（kJ/g）
蛋白质	17	乙醇（酒精）	29
脂肪	37	有机酸	13
碳水化合物	17	膳食纤维 *	8

＊包括膳食纤维的单体成分，如不消化的低聚糖、不消化淀粉、抗性糊精也按照 8 kJ/g 折算。

（二）关于蛋白质及其含量

食品中蛋白质含量可通过"总氮量"乘以"蛋白质折算系数"计算（公式和折算系数如下），还可通过食品中各氨基酸含量的总和来确定。

$$蛋白质（g/100\ g）＝总氮量（g/100\ g）×蛋白质折算系数$$

对于原料复杂的加工或配方食品，统一使用折算系数 6.25。

（三）关于脂肪及其含量

脂肪的含量可通过测定粗脂肪或总脂肪获得，在营养标签上两者均可标示为"脂肪"。除了甘油三酯外，还包括磷脂、固醇、色素等，可通过索氏抽提法或罗高氏法等方法测定。总脂肪是通过测定食品中单个脂肪酸含量并折算脂肪酸甘油三酯总和获得的脂肪含量。

（四）关于碳水化合物及其含量

食品中碳水化合物的量可按减法或加法计算获得。减法是以食品总质量为 100，减去蛋白质、脂肪、水分、灰分和膳食纤维的质量，称为"可利用碳水化合物"；或以食品总质量为 100，减去蛋白质、脂肪、水分、灰分的质量，称为"总碳水化合物"。在标签上，上述两者均以"碳水化合物"标示。加法是以淀粉加糖的总和为"碳水化合物"。

（五）关于食品中的钠

食品中的钠指食品中以各种化合物形式存在的钠的总和。食盐是膳食中钠的主要来源。

（六）关于反式脂肪酸

在食品配料中含有或生产过程中使用了氢化和（或）部分氢化油脂时，应标示反式脂肪（酸）含量。配料中含有以氢化油和（或）部分氢化油为主要原料的产品，如人造奶油、起酥油和代可可脂（未使用氢化油的除外）等，也应标示反式脂肪（酸）含量。

（七）关于营养素参考值（NRV）

营养素参考值（NRV，Nutrition Reference Values）是用于比较食品营养成分含量高低的参考值，专用于食品营养标签。营养成分含量与 NRV 进行比较，能使消费者更好地理解营养成分含量的高低。

（八）关于数值和 NRV％的修约规则

可采用《数值修约规则与极限数值的表示和判定》（GB/T 8170）中规定的数值修约规则，也可直接采用四舍五入法，但要确保同一营养成分表中采用同一修约规则。当某营养成分含量≤"0"界限值时，应按照规定，含量值标示为"0"，NRV％也标示为 0％。当某营养成分的含量＞"0"界限值，但 NRV％＜1％，则应根据 NRV 的计算结果四舍五入取整，如计算结果＜0.5％，标示为"0％"，计算结果≥0.5％但＜1％，则标示为 1％。

习题：采用计算法制作营养标签的示例。

以产品 A 为例。

第一步:确认产品 A 的配方和原辅材料清单。

原辅材料名称	占总配方百分比(%)
原料 A	×
原料 B	×
原料 C	×
原料 D	×

第二步:收集各类原辅材料的营养成分信息,并记录每个营养数据的来源。

原辅材料名称	原辅材料的营养成分信息(/100 g)				数据来源
	蛋白质(g)	脂肪(g)	碳水化合物(g)	钠(mg)	
原料 A	×	×	×	×	中国食物成分表第一册
原料 B	×	×	×	×	供应商提供
原料 C	×	×	×	×	供应商提供
原料 D	×	×	×	×	中国食物成分表第二册

第三步:通过上述原辅材料的营养成分数据,计算产品 A 的每种营养成分数据和能量值,并结合能量及各营养成分的允许误差范围,对能量和营养成分数值进行修约。

项目	100 克(修约前)	100 克(修约后)
能量	×	×
蛋白质	×	×
脂肪	×	×
碳水化合物	×	×
钠	×	×

第四步:根据营养素参考值,计算 NRV%,并根据包装面积和设计要求,选择适当形式的营养成分表。

五、营养声称和营养成分功能声称

(一) 关于营养声称

对食物营养特性的描述和声明,包括含量声称和比较声称。含量声称是指描述食品中能量或营养成分含量水平的声称,如"含有""高""低"或"无"等声称用语。比较声称是指与消费者熟知的同类食品的能量值或营养成分含量进行比较之后的声称,如"增加""减少"等。比较声称的条件是能量值或营养成分含量与参考食品的差异≥25%。参考食品是指消费者熟知的、容易理解的同类或同一属类食品。选择参考食品应考虑以下要求:

(1)与被比较的食品是同组(或同类)或类似的食品。

(2)大众熟悉,存在形式可被容易、清楚地识别。

（3）被比较的成分可以代表同组（或同类）或类似食品的基础水平，而不是人工加入或减少了某一成分含量的食品。例如：不能以脱脂牛奶为参考食品，比较其他牛奶的脂肪含量高低。

（二）关于含量声称与比较声称的区别

含量声称和比较声称都是表示食品营养素特点的方式，其差别为：

（1）声称依据不同。含量声称是根据规定的含量要求进行声称，比较声称是根据参考食品进行声称。

（2）声称用语不同。含量声称用"含有""低""高"等用语；比较声称用"减少""增加"等用语。

（三）关于比较声称和含量声称的选择

一般来说，当产品营养素含量条件符合含量声称要求时，可以首先选择含量声称。因为含量声称的条件和要求明确，更加容易使用和理解。当产品不能满足含量声称条件，或者参考食品被广大消费者熟知，用比较声称更能说明营养特点的时候，可以用比较声称。

（四）关于营养成分功能声称

营养成分功能声称指某营养成分可以维持人体正常生长、发育和正常生理功能等作用的声称。同一产品可以同时对两个及以上符合要求的成分进行功能声称。只有当能量或营养成分含量符合营养声称的要求和条件时，才可根据食品的营养特性，选用相应的一条或多条功能声称标准用语。例如：只有当食品中的钙含量满足"钙来源""高钙"或"增加钙"等条件和要求后，才能标示"钙有助于骨骼和牙齿的发育"等功能声称用语。营养成分功能声称标准用语不得删改、添加和合并，更不能任意编写。

六、实验内容

（一）食品营养标签的制作

选一种加工食品，查出营养成分，制作营养标签。

（二）食品营养标签标示规范性调查

采用市场调查的方法，按类型调查市场现有食品营养标签的标注情况，每个类型产品调查 5 个以上营养标签，对照《食品营养标签标示规范》，进行评价，写出调查结果分析报告。

（张红）

实习五　医院膳食制备

一、目的

根据医院基本膳食与治疗膳食的配制原则,学会匀浆膳和麦淀粉膳食的配制方法。

二、匀浆膳制备

(一) 病例

赵某,男,55 岁,身高 176 cm,体重 70 kg,脑出血后昏迷 2 日。请为此病人配置 1 000 mL 的流质饮食。

(二) 材料

鲜奶 400 mL、煮鸡蛋 50 g、鸡肉 100 g、猪肝 50 g、番茄 250 g、米饭 50 g、植物油 15 g、蔗糖 60 g、食盐 2 g。

(三) 所需器材

食物多功能料理机、1 000 mL 量杯、小天平、盛装容器。

(四) 制备方法与注意事项

(1) 将本餐所需的全部生食材洗净、初加工并煮熟。

(2) 将部分食物(包括鸡蛋、鸡肉、猪肝、番茄、米饭)混合,装入料理机绞成糜状。

(3) 转入搅拌杯,加入牛奶及水搅拌均匀后,滤出匀浆液加盐、油和蔗糖搅匀,装入清洁容器冷藏备用。

(4) 此流质饮食提供热能 4 227 kJ、蛋白质 41.8 g。

(5) 食物原料要新鲜自然,食物与器具要干净卫生,避免细菌污染,24 小时内未用完部分需抛弃。

(五) 思考题

(1) 此匀浆膳可采用何种途径供给病人? 24 小时分几次供给?

(2) 该流质饮食能否满足患者每日能量需要,如患者长期昏迷,还需哪种方式补给营养?

三、麦淀粉膳食制作

在营养与肾脏疾病章节中,慢性肾功能不全的患者要求低蛋白饮食,并保证优质蛋白质占全日总蛋白摄入量的 50% 以上。为达到保证能量和优质蛋白的摄入、减少植物蛋白质摄取的饮食原则,必须应用麦淀粉膳食。

(一) 麦淀粉膳食定义

将小麦中的植物蛋白经加工去除后制得,使小麦中的蛋白质含量由 8% 降到 0.8%,从而减少了食物中的植物蛋白。此类膳食适用于慢性肾功能不全的病人,可以提高必需氨基酸、降低非必需氨基酸的摄入。

日常烹饪中常利用淀粉(又称为生粉、芡粉)来加工食物,可起到减少营养素流失、增加食物润滑口感、增加食物的色香味等作用,以玉米淀粉、土豆淀粉、绿豆淀粉常见。麦淀粉一般用于制作蒸饺、水晶包等点心的外皮部分,也被烹饪界称作"澄(dèng)面"。

(二) 麦淀粉膳食制作

1. 麦淀粉的制作

麦淀粉即从小麦中提取的淀粉,主要工艺流程如下:

(1) 将面粉加适量水揉成面团,室温下静置 1~2 小时,然后再加 3~4 倍水反复揉搓,使淀粉洗入水中,如此反复加水 4 次,直至洗不出淀粉为止。

(2) 将 4 次的洗浆水过 80 目细筛,然后静置、去除上层清水,把所剩淀粉盛入布袋内挤干晾晒,即得麦淀粉。

2. 麦淀粉膳食的加工

麦淀粉制作成功后不能直接食用,要通过一定的加工方法制作成食物后方可食用。由于淀粉的特性是在冷水中分子不溶解,但与冷水搅拌均匀后共同加热至 60 ℃时,则糊化成胶体溶液(烹饪中的"勾芡"即采用此原理)。若将与水混匀的淀粉液加热至 96 ℃并不断搅拌,则淀粉会凝固成透明胶状,此时快速加工则可制成各类麦淀粉食品。

下面介绍几种简单的麦淀粉食品制作方法:

(1) 制作蒸饺:取适量麦淀粉,加入相当于 1/2 淀粉量的开水(尚存部分干淀粉),顺时针搅拌,将水与淀粉充分融合后立即揉成面团。分成饺子皮大小的小面块,摊平、包馅、轻捏,包好后立即用大火蒸 15~20 分钟即可。

(2) 制作蒸糕:取适量麦淀粉,加入相当于 1/2 淀粉量的开水(尚存部分干淀粉),顺时针搅拌,将水与淀粉充分融合后立即揉成面团。将面团分成 2~3 份,摊成较厚的面片,在每片中间夹大红枣或枣泥、白糖、果料等。立即置于蒸锅中大火蒸 15 分钟,取出切成方块形或三角形。最好热吃,冷后变硬。

(3) 制作淀粉土豆饼:将土豆蒸熟,去皮,捣成泥,加入等量麦淀粉和适量糖。加滚开水搅拌和成面团,揉好分成数份,取一份摊平做成圆饼。煎锅中放少量油,将饼置煎锅中烤熟或油锅中炸熟即可。以上步骤也可用于制作淀粉南瓜饼或淀粉山药饼。

(4) 制作粉肠:原料包括麦淀粉 50 g,瘦肉末 50 g,盐、味精、料酒、葱姜末少许,鸡汤适量。将上述原料混合,以滚开水(或鸡汤)调成稠糊状。灌大肠衣,用线结成段。置蒸锅中蒸至半熟,取出用针在每段上扎孔数个(防崩裂),再置蒸锅中大火蒸 20 分钟即可。

以上几种食物是通过对麦淀粉的加工而制成,工艺对于普通家庭制作来说有些复杂,对烹饪技巧的要求也较高,需要具备面点制作的基本功,因此大部分患者均不易坚持。

为方便患者家庭自制麦淀粉膳食,目前市场上已经有了麦淀粉成品,如低蛋白米和低蛋白面条,其蛋白质含量≤0.5 g/100 g,制作方法与普通米和面条制作一样方便,大大减少了因制作复杂而无法实现的现实。

四、麦淀粉膳食食谱制定

在营养与肾脏病章节中,我们推荐了慢性肾衰竭患者的Ⅰ、Ⅱ、Ⅲ号麦淀粉膳食(见教材中表17-5)。按照表格中推荐各类食物的量可根据病情为患者制定麦淀粉膳食食谱,以下举例说明。

某患者,男,48岁,身高165 cm,体重71 kg,轻体力劳动。生化检查示血尿素氮21.2 mmol/L,血肌酐447 μmol/L,白蛋白36.2 g/L,其余指标(—),诊断为慢性肾衰竭尿毒症期。请你为该患者安排麦淀粉膳食一日食谱。

1. 计算能量与三大产能营养素

(1) BMI=71÷(1.65)²=26.07 kg/m²,判断该患者体型属于超重。

确定该患者能量供给标准为30 kcal/(kg·d)。

$$标准体重=165-105=60 \text{ kg}$$

$$全日能量=30×60=1\ 800 \text{ kcal}$$

(2) 确定该患者蛋白质供给标准为0.3~0.4 g/(kg·d),即全日蛋白质约25 g。

2. 按照慢性肾衰竭患者麦淀粉膳食推荐标准,该患者的麦淀粉膳食方案具体如下:

食物类 餐次	淀粉 (g)	牛奶 (mL)	鸡蛋 (g)	肉类 (g)	蔬菜 (g)	水果 (g)	油脂 (g)
推荐量	325	200	40	50	500	200	27
早餐	100	200	40	—	50	—	—
中餐	125	—	—	25	250	—	15
加餐	—	—	—	—	—	200	—
晚餐	100	—	—	25	200	—	12

注:蔬菜与水果中的蛋白质约为5 g。

3. 核算营养素

该膳食方案能量为1 800 kcal,蛋白质25 g,脂肪44 g,碳水化合物325 g(具体计算步骤可参照膳食营养素计算章节)。

4. 食谱举例

早餐:西米粥(西米50 g),鸡蛋摊淀粉饼(麦淀粉50 g、鸡蛋40 g),全脂牛奶200 mL。

中餐:低蛋白米饭(低蛋白米125 g),番茄牛肉羹(番茄100 g、牛腩25 g),烩冬瓜(冬瓜150 g)。

加餐:火龙果200 g。

晚餐:青菜肉丝面(低蛋白面条100 g、瘦猪肉25 g、青菜200 g)。

全日烹调用油27 g,低盐或无盐(具体视患者有无水肿情况而定)。

(赵婷,王瑾)

实习六　糖尿病患者的食谱设计

任何实现营养原则的膳食计划,均须依靠具体的食谱来体现,即通过摄入各种各样的食物来实现。为了科学调配食物以达到合理营养的要求而安排的膳食计划称为食谱。科学配餐是用平衡膳食的理论,合理选择、搭配各种食物原料,使就餐者能够获得所需要的能量和各种营养素,达到膳食营养素的推荐摄入量(RNI)。同时,完整的食谱设计包含科学合理地将全日所需食物分配到各餐次中,并根据原料的营养素分布特点,采用科学合理的烹调方法,制成可食可口的饭菜。食谱可以每天制定,称为一日食谱;也可以每周制定一次,称为一周食谱。完整的食谱包含一日三餐及加餐的食物名称,所用原料的种类、数量、加工处理和烹饪方法,以及膳食制度等内容。

本次实习以糖尿病患者的食谱编制为例,讲解食谱制定的原则和方法。糖尿病膳食是限量、称重膳食,在制定食谱,计算营养素时必须认真细致。在食谱的制定工作中,目前常用的方法大致有三种:手工计算法、食物交换份法和计算机制定食谱法。

一、食谱编制的原则

(一)充分了解糖尿病患者的性别、年龄、劳动强度、疾病情况,根据其具体情况进行食谱编制,使膳食中含有满足患者生理需要的热能和各种营养素。

(二)结合食物供应情况、食堂设备、炊事人员的技术能力以及患者的经济情况,编制切实可行的食谱,并尽可能包括多种多样的食品。

(三)考虑并尽量照顾到患者的饮食习惯、民族和地方习惯等特殊情况,使膳食的感官性状及每餐数量满足患者的食欲、饱腹感以及饮食习惯。

(四)根据患者劳动或生活的特点,安排合理的进餐制度。

二、食谱设计的方法

(一)食物交换份法

食物交换份法是把常用食物按照营养价值和营养特点进行分类,在每类食物中选择一份食物的重量(每份食物的能量约 90 kcal),然后按照该食物能够提供的能量和三种产能营养素作为标准,计算出同类其他含有大概相近能量和营养素食物的重量,列出相应的各类食物交换表,用于制定食谱时各种食物的互换,见实习表 6-1 至实习表 6-7。

实习表 6-1　食品交换的六大组(八小类)内容和营养价值

组别	类别		每份重量(g)	能量(kcal)	蛋白质(g)	脂肪(g)	碳水化合物(g)	主要营养素
谷薯组	1	谷薯类	25	90	2.0	—	20.0	碳水化合物、膳食纤维
蔬菜组	2	蔬菜类	500	90	5.0	—	17.0	无机盐、维生素、膳食纤维
水果组	3	水果类	200	90	1.0	—	21.0	无机盐、维生素、果糖
肉蛋组	4	大豆类	25	90	9.0	4.0	4.0	蛋白质、B族维生素、矿物质
	5	肉蛋类	50	90	9.0	6.0	6.0	
豆乳组	6	奶类	165	90	4.0	5.0	6.0	蛋白质、脂肪、碳水化合物
油脂组	7	硬果类	15	90	4.0	7.0	2.0	脂肪
	8	油脂类	9	80	—	9.0	—	

实习表 6-2　谷类、薯类食物互换表(能量相当于 25 g 米、面的食物)

食品名	重量(g)	食品名	重量(g)
大米	25	生水面	35
面粉	25	咸面包	35
挂面	25	馒头	35
玉米面(楂)	25	烙饼	35
小米	25	窝窝头	35
燕麦片	25	马铃薯	100
荞麦米(面)	25	芋头	100
咸苏打饼干	25	茨菇	100

实习表 6-3　蔬菜类食物互换表(市品相当于 500 g 可食部重量)

食品名	重量(g)	食品名	重量(g)
白菜	500	绿豆芽	500
青菜	500	黄豆芽	500
韭菜	500	白萝卜	500
芹菜	500	番茄	500
莴苣	500	柿椒	350
冬瓜	500	豇豆	300
黄瓜	500	四季豆	300
苦瓜	500	胡萝卜	200

实习表 6-4　水果食物互换表

食品名	重量(g)	食品名	重量(g)
柿、香蕉、鲜荔枝	150	李子、杏	200
梨、桃、苹果	200	葡萄	200
橘子、橙子、柚子	200	草莓	300
猕猴桃	150	西瓜	350

实习表 6-5　常用畜、禽肉、鱼类互换表

食品名	重量(g)	食品名	重量(g)
无糖肉松	20	带鱼	80
瘦猪肉	50	青鱼	80
牛肉	50	鲢鱼	80
瘦羊肉	50	鲫鱼	80
鸭肉	50	黄鳝	80
鹅肉	50	甲鱼	80
兔肉	100	河虾	80
蟹肉	100	对虾	80

实习表 6-6　豆、乳、蛋类互换表

食品名	重量(g)	食品名	重量(g)
腐竹	20	奶粉	18
豆腐丝	50	牛奶	160(mL)
豆腐干	50	酸奶	100
老豆腐	100	奶酪	10
嫩豆腐	150	鸡蛋	60
豆浆	400	鸭蛋	60

＊奶制品按照与鲜奶的蛋白质比折算。

实习表 6-7　油脂类互换表

食品名	重量(g)	食品名	重量(g)
花生油、香油(1汤匙)	10	猪油	10
玉米油、茶籽油	10	牛油	10
豆油	10	羊油	10
红花油(1汤匙)	10	黄油	10
花生米、杏仁、芝麻酱、松子	15	核桃仁	12.5(2个)

案例:女性糖尿病患者,54岁,身高158 cm,体重69 kg,退休(家务)。目前没有用药物治疗,血糖控制尚可,无"三多一少"表征。

1. 确定该患者的总能量

根据评价结果,结合患者的年龄、性别、体力劳动强度,选择不同的单位体重能量,见实习表6-8,以能量(kJ或kcal)与标准体重相乘得到全天总能量。

实习表6-8　糖尿病患者每天能量供给量　　　　　　　　　kcal/(kg·bw)

体型	极轻体力	轻体力	中体力	重体力
消瘦	25～30	35	40	45
正常	20～25	30	35	40
肥胖	15～20	20～25	30	35

注:① 标准体重(kg)=身高(cm)-105,实际体重超过或低于标准体重10%为超重或偏瘦,实际体重超过或低于标准体重20%为肥胖或消瘦。

② 年龄50岁以上,按每增加10岁,酌情减少总能量10%。

(1)计算理想体重

$$理想体重(kg)=身高(cm)-105=158-105=53(kg)$$

(2)计算体重比

$$体重比(\%)=[实际体重(kg)-理想体重(kg)]÷理想体重(kg)×100$$
$$=(69-53)÷53×100=30.2(\%)$$

(3)评估体重

实际体重超过理想体重的+30.2%,为肥胖。

(4)计算全天总能量

$$25×53=1\ 325(kcal)$$

2. 确定患者全天食物交换份数

计算交换份:$1\ 325÷90=14.7≈15$(份);或查糖尿病饮食交换份表得交换份(见实习表6-9):$1\ 325\ kcal≈1\ 300\ kcal$,交换份15份。根据糖尿病交换份实习表6-9得出各类交换份的数量。

实习表6-9　糖尿病饮食交换份表

热量(kcal)	交换份	谷薯类	蔬菜类	肉类	乳蛋	油脂	豆类
1 200	14	7	1	2	1.5	1.5	1
1 300	15	7.5	1	2	2	1.5	1
1 400	16	8	1	2.5	2	1.5	1
1 500	17	8.5	1	2.5	2	2	1
1 600	18	9	1	3	2	2	1
1 700	19	9.5	1	3	2	2	1.5
1 800	20	10	1	3.5	2	2	1.5
1 900	21	10.5	1	3.5	2.5	2	1.5
2 000	22	11	1	4	2.5	2	1.5

3. 确定餐次分配比,计算每餐交换份量

(1) 继续前面的结果,先查表,得到每类交换份的数量。

热量 kcal	交换份	谷薯类	蔬菜类	肉类	乳蛋	油脂	豆类
1 300	15	7.5	1	2	2	1.5	1

(2) 根据病情,全天膳食分配可按早餐早点、午餐午点、晚餐晚点以 1/5、2/5、2/5 或 1/3、1/3、1/3 或 3/10、4/10、3/10 等不同比例分配,分别计算出每餐可配食物重量。食物交换份法本身就是一种简单易于操作的配餐方法,不必追求十分精确,所以食物以日常份量为单位,尽量不要配成半个鸡蛋、半杯奶,同时蔬菜的量适当放宽一点也是允许的,如实习表 6 - 10。

实习表 6 - 10　1 300 kcal 热量食物交换份分配举例

种类	早餐	加餐	午餐	加餐	晚餐	加餐	交换份合计
谷类	2	0.5	2	0.5	2	0.5	7.5
肉类	0		1		1		2
蛋类	1		0		0		1
奶类	1		0		0		1
豆类	0		0.5		0.5		1
蔬菜类	0.2	可选	0.4	可选	0.4	可选	1
油脂类	0		1		0.5		1.5
水果类	0	可选	0	可选	0		—
交换份合计	4.2	0.5	4.9	0.5	4.4	0.5	15
热量合计 kcal(E%)	378 (29%)		486 (37%)		441 (34%)		1 305 (100%)

4. 计算每餐具体食物量

根据各类交换份表中的食物量得到具体的食物数量,如实习表 6 - 11。

5. 制订一天食谱

根据计算出的食品种类和数量,按烹调要求定出具体食谱。举例如下:

早餐:馒头(70 g),煮鸡蛋 1 个(60 g),低脂奶 180 mL,凉拌苦瓜(苦瓜 100 g)。

加餐:苏打饼干(面粉 12.5 g),黄瓜适量。

中餐:米饭(大米 25 g、绿豆 25 g),清蒸鱼块(鲫鱼 80 g),芹菜炒香干(芹菜 200 g、香干 25 g),烹调油 10 g,盐 2 g。

加餐:苏打饼干(面粉 12.5 g),柚子适量。

晚餐:玉米面饼 70 g,盐水鸭脯 50 g,青菜豆腐(青菜 200 g、豆腐 75 g),烹调油 5 g,盐 2 g。

加餐:芋头(50 g),西红柿适量。

6. 编排周食谱

确定一天食谱后,可根据食用者膳食习惯、市场供应等因素,按食物交换份表,在同类食品中更换品种和烹调方法,编排成周食谱。

实习表 6-11 1300 kcal 热量食物交换份分配

种类	分量	早餐	加餐	午餐	加餐	晚餐	加餐	交换份合计
谷类	交换份	2	0.5	2	0.5	2	0.5	7.5
	重量(g)	馒头70	面粉12.5	大米50	面粉12.5	玉米面饼70	芋头50	
肉类	交换份	0		1		1		2
	重量(g)			鲫鱼80		鸭肉50		
蛋类	交换份	1		0		0		1
	重量(g)	鸡蛋60						
奶类	交换份	1		0		0		1
	重量(mL)	低脂奶180						
豆类	交换份	0		0.5		0.5		1
	重量(g)			豆腐干25		嫩豆腐75		
蔬菜类	交换份	0.2	可选	0.4	可选	0.4	可选	1
	重量(g)	苦瓜100		芹菜200		青菜		
油脂类	交换份	0	0.5	1	0.5	0.5	0.5	1.5
	重量(g)			植物油10		植物油0.5		
热量合计	交换份	4.2	0.5	4.9	0.5	4.4	0.5	15
	热量	29%		37%		34%		100%

(二) 计算法

计算法是食谱编制最早采用的一种方法,也是其他食谱设计方法的基础。它主要是根据患者的营养素需要情况,分别计算并确定主食、副食和各种调味品的数量,结合这些原料的营养素分布特点合理烹饪,并将其分配至一日三餐中。

案例:同食物交换份法。

1. 确定能量和宏量营养素供给量

(1) 能量的确定同食物交换份法,确定该患者的每天总能量为 1 325 kcal。

(2) 计算宏量营养素全日应提供的能量。

蛋白质、脂肪和碳水化合物三种能量营养素占总能量比例应当适宜,一般分别为 10%～15%、20%～30%、50%～65%。

计算每日碳水化合物、蛋白质、脂肪的供给量,按下式计算:

该营养素供给量(g)＝总能量供给量(kcal)×该营养素占总能量的比例÷
该营养素的能量折算系数(kcal/g)

产能营养素产能关系换算:

1 g 蛋白质 16.7 kJ(4.0 kcal)

1 g 脂肪 37.6 kJ(9.0 kcal)

1 g 碳水化合物 16.7 kJ(4.0 kcal)

该例中三大营养素,我们分别按 50%、20% 和 30% 计算,根据三大产能营养素的能量供给量及其能量折算系数,求出全日蛋白质、脂肪和碳水化合物的需要量:

蛋白质:1 325 kcal×20%÷4 kcal/g＝66 g/d

脂肪:1 325 kcal×30%÷9 kcal/g＝44 g/d

碳水化合物:1 325 kcal×50%÷4 kcal/g＝166 g/d

2. 根据热能及营养素供给量,确定并合理地选择主副食品,确定主副食和原料的数量

(1) 计算三种能量营养素每餐需要量

一般三餐能量的适宜分配比例为:早餐占 30%,午餐占 40%,晚餐占 30%。

早餐:蛋白质:66 g×30%＝19.8 g

脂肪:44 g×30%＝13.2 g

碳水化合物:166 g×30%＝49.8g

中餐:蛋白质:66g×40%＝26.4 g

脂肪:44 g×40%＝17.6 g

碳水化合物:166g×40%＝66.4 g

晚餐:蛋白质:66 g×30%＝19.8 g

脂肪:44 g×30%＝13.2 g

碳水化合物:166 g×30%＝49.8 g

(2) 主副食品种、数量的确定

以午餐为例,根据食物成分表,可以确定主食和副食的品种及数量。同样的方法可以确

定早餐和晚餐的主食、副食及油脂的品种及数量。

① 主食品种、数量的确定

粮谷类是碳水化合物的主要来源,主食的品种、数量主要根据各类主食原料中碳水化合物的含量确定。主食品种主要根据用餐者的饮食习惯确定,北方以面食为主,南方以大米居多。

假设午餐以馒头(富强粉)和米饭(蒸)为主食,分别提供50%和50%的碳水化合物,查食物成分表,100 g馒头(富强粉)含碳水化合物44.2 g,100 g米饭(蒸)含碳水化合物25.9 g:

$$所需馒头(富强粉)重量=66.4×50\%÷(44.2/100)=75 g$$
$$所需米饭(蒸)重量=66.4 g×50\%÷(25.9/100)=128 g$$

② 副食品种、数量的确定

蛋白质的食物来源:除了谷类食物提供的蛋白质,各类动物性食物和豆制品是优质蛋白质的主要来源。副食品种和数量的确定在已确定主食用量的基础上,依据副食应提供的蛋白质质量确定。

计算主食中含有蛋白质重量:

午餐主食馒头(富强粉)和米饭(蒸)所需量分别为75 g和128 g。查食物成分表,100 g馒头(富强粉)含蛋白质6.2 g,100 g米饭(蒸)含蛋白质2.6 g。

$$主食中蛋白质含量=75 g×(6.2/100)+128 g×(2.6/100)=8.0 g$$

用应摄入的蛋白质重量减去主食中蛋白质重量,即为副食应提供的蛋白质重量:

$$副食中蛋白质含量=26.4 g-8.0 g=18.4 g$$

设定副食中蛋白质的2/3由动物性食物供给,1/3由豆制品供给,据此可求出各自的蛋白质供给量:

$$动物性食物应含蛋白质重量=18.4 g×66.7\%=12.3 g$$
$$豆制品应含蛋白质重量=18.4 g×33.3\%=6.1 g$$

计算各类动物性食物及豆制品的供给量:若选择的动物性食物和豆制品分别为猪肉(里脊)和豆腐干(熏干),查食物成分表,100 g猪肉(里脊)含蛋白质20.2 g,100 g豆腐干(熏干)含蛋白质15.8 g。

$$猪肉(里脊)重量=12.3 g÷(20.2/100)=61 g$$
$$豆腐干(熏干)重量=6.1 g÷(15.8/100)=39 g$$

3. 设计蔬菜的品种和数量

确定了动物性食物和豆制品的重量,就可以保证蛋白质的摄入。最后选择蔬菜的品种和数量。蔬菜的品种和数量可根据不同季节市场的蔬菜供应情况,以及考虑与动物性食物和豆制品配菜的需要来确定。

4. 确定纯能量食物的量

油脂的摄入应以植物油为主,有一定量动物脂肪摄入,因此以植物油作为纯能量食物的来源。由食物成分表可知午餐摄入主食和副食提供的脂肪含量,将需要的脂肪总含量减去食物提供的脂肪量即为午餐植物油供应量。

（1）计算主食中含有脂肪重量

午餐主食馒头（富强粉）和米饭（蒸）所需量分别为 75 g 和 128 g。查食物成分表，100 g 馒头（富强粉）含脂肪 1.2 g，100 g 米饭（蒸）含脂肪 0.3 g。

$$主食中脂肪含量＝75\ g×(1.2/100)＋128\ g×(0.3/100)＝1.3\ g$$

（2）计算副食中含有脂肪重量

午餐副食猪肉（里脊）和豆腐干（熏干）所需量分别为 61 g 和 39 g。查食物成分表，100 g 猪肉（里脊）含脂肪 7.9 g，100 g 豆腐干（熏干）含脂肪 6.2 g。

$$副食中脂肪含量＝61\ g×(7.9/100)＋39\ g×(6.2/100)＝7.2\ g$$

（3）用应摄入的脂肪重量减去主食和副食中脂肪重量，即为油脂应提供的脂肪重量

$$副食中脂肪含量＝17.6\ g－1.3\ g－7.2\ g＝9.1\ g$$

（4）假设油脂中脂肪全部由豆油供给，据此可求出豆油供给量

由食物成分表，100 g 豆油含脂肪 99.9 g。

$$豆油重量＝9.1\ g÷(99.9/100)＝9.1\ g$$

5. 食谱的评价与调整

根据以上步骤设计出营养食谱后，还应该对食谱进行评价，确定编制的食谱是否科学合理。应参照食物成分表初步核算该食谱提供的能量和各种营养素的含量，与 DIRs 进行比较，相差在 10％上下，可认为合乎要求，否则要增减或更换食品的种类或数量。

注意：制定食谱时，不必严格要求每份营养餐食谱的能量和各类营养素均与 DRIs 保持一致。一般情况下，每天的能量、蛋白质、脂肪和碳水化合物的量出入不应该很大，其他营养素以一周为单位进行计算、评价即可。

根据食谱制定原则，食谱的评价应该包括以下几个方面：

① 食谱中所含五大类食物是否齐全，是否做到了食物种类多样化？

② 各类食物的量是否充足？

③ 全天能量和营养素摄入是否适宜？

④ 三餐能量摄入分配是否合理，早餐是否保证了能量和蛋白质的供应？

⑤ 优质蛋白质占总蛋白质的比例是否恰当？

⑥ 三大产能营养素（蛋白质、脂肪、碳水化合物）的供能比例是否适宜？

6. 编排一周食谱

根据患者的饮食习惯和食物的供应等情况，更换同类食物的品种和烹调方法，编排一周食谱。

（李群，王瑾）

实习七　营养教育

营养教育是指通过改变人们的饮食行为而达到改善营养状况目的的一种有计划的活动,是目前各国政府及营养学家改善人群营养状况的重要手段。营养教育的目的在于提高各类人群对健康的认识,消除或减少不利于健康的膳食因素,改善营养状况,预防营养性疾病的发生,提高人们健康水平和生活质量。营养教育的基本方法与形式包括讲座、小组活动、个别劝导、培训及咨询。

一、营养咨询

营养咨询是医护工作者进行营养教育的重要手段,常见的形式有门诊咨询、随访咨询、电话咨询、媒介公众咨询等,SOPA 是进行各种形式咨询最常见的方法。

（一）目的

掌握 SOAP 方法进行咨询的工作内容及操作流程。

（二）营养咨询工作的准备

1. 营养咨询的依据

中国居民 DRIs、《中国居民膳食指南》、平衡膳食宝塔、各种营养相关疾病的饮食治疗原则、食物成分表等。

2. 相关表格

食物频率表、膳食调查表。

3. 人体测量或生化指标测量的相关仪器

体重身高计、皮尺、皮褶厚度测量仪、血压计、血糖仪等。

（三）SOAP 工作流程

SOAP 是最为常用的营养咨询的方法,分为以下四个步骤:

1. S(subjective)指主观询问

（1）了解咨询者的一般情况,包括年龄、性别、民族、职业等。

（2）了解咨询者的疾病史、家族史:疾病史包括过去所患疾病、治疗过程(手术、化疗、放疗等)、所用药物等。

（3）了解咨询者的饮食行为习惯:饮酒、吸烟、食物购买能力、饮食嗜好、进餐制度、食物过敏史、营养补充剂、排便情况、锻炼及体力活动情况。

（4）膳食调查:采用连续三天 24 小时回顾法或食物频率法掌握咨询者膳食情况。

2. O(objective)即客观检查

(1) 体格检查：测量血压、身高、体重、肱三头肌皮褶厚度、上臂围等(具体见实习三)。

(2) 营养不良症状及体征检查：缺铁性贫血，维生素 A 缺乏引起的眼结膜干燥，维生素 B$_2$ 缺乏引起的皮炎、舌炎和唇炎，维生素 C 缺乏引起的牙龈出血及全身点状出血等。

(3) 血液常规化验：血脂、血糖、白细胞总数、淋巴细胞分类，血清总蛋白、白蛋白、球蛋白、视黄醇结合蛋白、血清脂蛋白及其分类等。

3. A(accessment)即评价分析

(1) 根据膳食调查的数据评价顾客的膳食情况，包括热能、营养素与 DRIs 进行比较、产热营养素的比例、优质蛋白质比例、三餐能量分配等(具体见实习一)。

(2) 根据获得的顾客的其他资料(测量指标、病史和饮食史)，分析顾客存在的主要营养问题。

4. P(programme)营养计划

针对咨询者主要的营养问题，结合经济条件和饮食习惯，根据疾病种类，在饮食营养原则方面给予指导，提出具体的营养改进方案(饮食治疗原则、食谱设计、饮食习惯的改变、营养补充剂的使用、食物的烹调加工以及体力活动能量的消耗等方面)。

（四）营养咨询操作

案例：王某，男，40 岁，身高 170 cm，体重 81 kg，空腹甘油三酯 2.4 mmol/L，总胆固醇 5.32 mmol/L，血糖 7.8 mol/L，糖耐量 2 小时血糖 11.8 mmol/L。王某前来进行营养咨询，请根据其基本情况进行合理的营养教育。

1. 主观询问

(1) 了解一般情况：王某，男，40 岁。

(2) 了解疾病史及家族史：王某患有高血脂[空腹甘油三酯 2.4(>1.7)mmol/L]及高血糖[餐前血糖 7.8(>6.1)mmol/L，糖耐量 2 小时血糖 11.8(>11.1)mmol/L]，询问其患病时间、是否治疗及治疗方式，另外询问其父母及兄弟姐妹是否患有这些疾病。

(3) 了解饮食习惯：询问荤素食习惯，每日进食几餐，是否经常外出就餐；采用 24 小时回顾法了解其主副食摄入品种及数量；采用膳食频率法了解各种食物的进食频率及摄入情况；询问是否抽烟喝酒，是否食用膳食补充剂或其他保健食品；询问体力活动情况，是否经常运动，运动频率及强度等。

2. 客观检查

测量身高、体重、腰围、臀围、皮褶厚度；测定血压、血糖、血脂等。

3. 评价分析

(1) 根据身高、体重、腰围、臀围及皮褶厚度的测量资料判断是否肥胖以及肥胖类型，如通过身高、体重计算体质指数(BMI)，判断是否肥胖。BMI=体重(kg)/身高(m)^2=81/1.70^2=28，定为肥胖。

(2) 通过膳食调查的结果，分析其膳食是否合理(能量的摄入和消耗、营养素缺乏和过剩、产热营养素比例是否恰当、三餐能量分配一晚餐能量是否过高)。

（3）询问是否合并其他疾病：王某合并有高血脂、糖尿病等。

（4）询问是否有不合理生活和饮食习惯：饮酒、吃零食、不喜欢运动等。

4. 营养计划

（1）确定其饮食治疗原则：平衡膳食，控制能量，限制脂肪摄入量，适量选择优质蛋白质，少食多餐，三餐分配合理等。

（2）制定具体的食谱（可采用食物交换份法）：低能量、低脂肪、高纤维素，保证维生素和无机盐的摄取。

（3）饮食治疗与运动治疗及药物治疗相结合。

二、营养讲座

讲座是进行营养教育工作常用的一种传播方式，具有受众面积大，信息传播直接迅速等优点，本实习以讲座的方式对病人开展膳食指南及平衡膳食宝塔的宣传教育。

（一）目的

掌握平衡膳食的宣传要点及核心信息；能够根据对象选择演讲和沟通的方法。

（二）营养讲座的工作准备

（1）《中国居民膳食指南》、膳食宝塔挂图或图片、演讲讲义等。

（2）确定进行营养讲座的对象、地点及时间。

（三）营养讲座的工作程序

1. 开场

自我介绍、向大家问好、拉近关系。

2. 讲解《中国居民膳食指南》

（1）《中国居民膳食指南》的意义：《中国居民膳食指南》是根据营养学原则，结合国情制定的，是以食物为基础，指导人们合理饮食，以改善营养以及与膳食有关的各种状况的一组建议性的陈述。我国先后于 1989 年、1997 年、2007 年、2016 年分别制定了《中国居民膳食指南》，同时提出针对婴儿、幼儿及学龄前儿童、学龄儿童、青少年、孕妇、乳母、老年人的《特定人群膳食指南》作为补充。

（2）详细讲解 2016 年《中国居民膳食指南》。

① 食物多样，谷物为主。

② 吃动平衡，健康体重。

③ 多吃蔬果、奶类、大豆。

④ 适量吃鱼、禽、蛋、瘦肉。

⑤ 少盐少油，控糖限酒。

⑥ 杜绝浪费，兴新食尚。

3. 讲解和说明平衡膳食宝塔

膳食宝塔共分五层，包含每天应摄入的主要食物种类。膳食宝塔利用各层位置和面积的不同反映了各类食物在膳食中的地位和应占的比重。谷薯类食物位居底层，每人每天应摄入 250～400 g,水 1 500～1 700 mL;蔬菜和水果居第二层,每天应摄入 300～500 g 和 200～350 g;水产品、畜、禽肉、蛋等动物性食物位于第三层,每天应摄入水产品 40～75 g,畜、禽肉 40～75 g,蛋类 40～50 g;奶及奶制品、大豆及坚果类食物合居第四层,每天应吃相当于鲜奶 300 g 的奶类及奶制品和相当于干豆 25～35 g 的大豆及制品。第五层塔顶是烹调油和食盐,每天烹调油 25～30 g,食盐小于 6 g。新版宝塔中各类食物的推荐量和 2007 版有些不同,具体表现在五大类食物 4 类下调,1 类上升:第一层,水由"1 200 mL"变为"1 500～1 700 mL";第二层,水果类由"200～400 g"变为"200～350 g";第三层,动物类食品中,畜、禽肉由"50～75 g"变为"40～75 g",水产品由"75～100 g"变为"40～75 g",蛋类由"25～50 g"变为"40～50 g";第四层,大豆及坚果类由"30～50 g"变为"25～35 g";第五层,盐由"6 g"变为"小于 6 g"。建议成年人坚持日常身体活动,身体活动总量至少相当于每天 6 000 步。

4. 结束语

讲座最后以鼓励的方式进行,并可以预留部分时间进行现场提问及互动。

(宋志秀)

习　　题

绪　　论

一、复习题

(一) 名词解释

1. 营养

2. 营养素

(二) 填空题

1. 产能营养素包括_____、_____和_____。

2. 膳食营养素参考摄入量(DRIs)包括七个营养水平指标:_____、_____、_____、_____、_____、_____和_____。

3. 根据人体对各种营养素的需要量或体内含量多少,可以将营养素分成_____和_____。

4. 来自食物的营养素种类繁多,根据其化学性质和生理作用可将营养素分成六大类,即_____、_____、_____、_____、_____和_____。

(三) 单选题

1. 为了指导居民合理营养、平衡膳食,许多国家制订膳食营养素推荐供给量,即(　　)
   A. DRIs　　　　B. RDA　　　　C. RNI　　　　D. EAR　　　　E. AI

2. 下列不属于宏量营养素的是　　　　　　　　　　　　　　　　　　　　(　　)
   A. 脂肪　　　　B. 蛋白质　　　C. 矿物质　　　D. 碳水化合物

3. 下列属于微量营养素的是　　　　　　　　　　　　　　　　　　　　　(　　)
   A. 膳食纤维　　B. 水　　　　　C. 维生素　　　D. 氨基酸　　　E. 磷脂

4. 以 EAR 作为基础制订的参考摄入量水平称为　　　　　　　　　　　　(　　)
   A. DRI　　　　B. RNI　　　　C. UL　　　　D. RAD　　　　E. AI

(四) 简答题

简述营养素的生理功能。

二、答案要点及分析

（一）名词解释

1. 营养：机体从外界摄取食物，经过体内的消化、吸收和（或）代谢后，或参与构建组织器官，或满足生理功能和体力活动必需的生物学过程。营养是一个动态的过程。

2. 营养素：为维持机体繁殖、生长发育和生存等一切生命活动和过程，需要从外界环境中摄取的物质。

（二）填空题

1. 蛋白质　脂类　碳水化合物

2. 平均需要量（EAR）　推荐摄入量（RNI）　适宜摄入量（AI）　可耐受最高摄入量（UL）　宏量营养素可接受范围（AMDR）　预防非传染性慢性病的建议摄入量（PI）　特定建议值（SPL）

3. 宏量营养素　微量营养素

4. 蛋白质　脂类　碳水化合物　矿物质　维生素　水

（三）单选题

1. A　2. C　3. C　4. B

（四）简答题

答案要点：

（1）供给能量。

（2）构成机体组织，促进生长、发育。

（3）调节机体生理活动。

（叶雨婷）

第1章　宏量营养素和能量

一、复习题

（一）名词解释

1. 必要的氮损失
2. 节约蛋白质作用
3. 必需脂肪酸
4. 必需氨基酸
5. 食物热效应
6. 能量系数
7. 血糖生成指数 GI
8. 血糖负荷 GL

（二）填空题

1. 三大产能营养素是指_____、_____和_____；三者的供能比例分别_____、_____、_____；三者的能量系数分别为_____、_____、_____。

2. 条件必需氨基酸包括_____和_____。

3. 营养学上主要从_____、_____和_____评价食品蛋白质的主要营养价值。

4. 脂肪酸按含有不饱和键的数目可分为_____、_____和_____。

5. 类脂包括_____和_____。

6. 通常情况下，人体的能量消耗主要包括_____、_____、_____和_____。

7. 必需脂肪酸最好的食物来源是_____和_____。

8. 膳食纤维也称食物纤维，按化学和聚合角度包括_____、_____、_____和_____等。

9. 优质蛋白包括_____和_____，其营养价值高。

（三）单选题

1. 可作为参考蛋白的食物蛋白质是 （ ）
   A. 鱼肉蛋白　　 B. 鸡蛋蛋白　　 C. 大豆蛋白　　 D. 牛肉蛋白　　 E. 酪蛋白

2. 下列仅属于婴儿期必需氨基酸的是 （ ）
   A. 赖氨酸　　 B. 色氨酸　　 C. 胱氨酸　　 D. 组氨酸　　 E. 苏氨酸

3. 下列在结构上属于单糖的是 （ ）
   A. 果糖　　 B. 乳糖　　 C. 蔗糖　　 D. 海藻糖　　 E. 麦芽糖

4. 我国居民膳食碳水化合物的推荐摄入量为总能量的 （ ）
   A. 20%～30%　　　　 B. 40%～50%　　　　 C. 50%～65%
   D. 70%～75%　　　　 E. 80%～90%

5. 含 10 碳的脂肪酸为 （ ）
   A. 长链脂肪酸　　　　 B. 中链脂肪酸　　　　 C. 短链脂肪酸
   D. 超长链脂肪酸　　　 E. 超短链脂肪酸

6. 下列关于胆固醇的说法错误的是 （ ）
   A. 体内胆固醇可来源于膳食，人体自身不能合成
   B. 胆固醇是合成胆汁酸的原料
   C. 7-脱氢胆固醇在皮肤中经紫外线照射可转变成维生素 D_3
   D. 胆固醇是细胞膜的重要成分
   E. 胆固醇是人体内的许多重要活性物质的合成材料

7. _____的食物热效应最高 （ ）
   A. 碳水化合物　　　　 B. 脂肪　　　　　　 C. 蛋白质
   D. 上述的混合　　　　 E. 脂肪和碳水化合物

8. 1 cal＝_____J （ ）
   A. 0.239　　 B. 4.184　　 C. 16.81　　 D. 29.34　　 E. 37.56

9. 谷类蛋白质的第一限制氨基酸为 （ ）
   A. 苯丙氨酸　　 B. 蛋氨酸　　 C. 赖氨酸　　 D. 苏氨酸　　 E. 亮氨酸

10. 我国人民膳食中蛋白质的主要来源是 （ ）
    A. 肉类　　 B. 蛋类　　 C. 奶类　　 D. 谷类　　 E. 鱼类

11. 流行病学调查发现高纤维素膳食人群中 （ ）
    A. 结肠癌及结肠炎发生率较低　　　　 B. 食管癌发生率较低
    C. 乳腺癌发生率较低　　　　　　　　 D. 膀胱癌发生率较低
    E. 肝癌发生率较低

12. 在动物类食物中，含必需脂肪酸最多的是 （ ）
    A. 猪油　　 B. 瘦肉　　 C. 肥肉　　 D. 鱼油　　 E. 内脏

13. BV 可评价蛋白质的 （ ）
    A. 含量　　 B. 利用率　　 C. 吸收率　　 D. 消化率　　 E. 功效比值

14. 直接提供中枢神经系统活动所需能量的是 （ ）

    A. 脂肪酸   B. 氨基酸   C. 葡萄糖   D. 麦芽糖   E. 果糖

15. 儿童、青少年膳食中蛋白质提供的能量应占膳食总能量的 （ ）

    A. 10%～12%   B. 12%～14%   C. 20%～30%

    D. 55%～65%   E. 20%～25%

16. 限制氨基酸的存在,使机体 （ ）

    A. 蛋白质的吸收受到限制   B. 蛋白质提供热能受到限制

    C. 蛋白质的消化受到限制   D. 蛋白质分解代谢受到限制

    E. 合成组织蛋白质受到限制

17. 以下均为必需氨基酸是 （ ）

    A. 赖氨酸和半胱氨酸   B. 赖氨酸和谷氨酸   C. 赖氨酸和色氨酸

    D. 半胱氨酸和谷氨酸   E. 谷氨酸和色氨酸

18. 为保证合理营养、维持健康,我们应主要靠吃_____为身体提供能量 （ ）

    A. 谷类   B. 动物性食物   C. 豆类及其制品

    D. 蔬菜、水果类   E. 纯热能食物

19. 处于负氮平衡的人群是 （ ）

    A. 婴幼儿   B. 孕妇   C. 成年男性

    D. 癌症病人   E. 手术恢复期的病人

20. 反式脂肪酸对人体的影响主要有 （ ）

    A. 使血糖水平升高   B. 使血中的 LDL 水平升高

    C. 使血中的 HDL 水平降低   D. 使血中胰岛素水平升高

    E. 可增加心血管疾病的危险

(四) 简答题

1. 蛋白质营养不良的分型及其主要表现有哪些?

2. 乳糖不耐受及其原因有哪些?

3. 体内脂肪的生理功能及食物中脂肪的作用分别有哪些?

4. 影响人体基础代谢的因素有哪些?

5. 举例说明什么是蛋白质的互补作用。

6. 简述膳食纤维的生理功能。

二、答案要点及分析

(一) 名词解释

1. 必要的氮损失:机体每天由于皮肤、毛发和黏膜的脱落,妇女月经期的失血等,以及肠道菌体死亡排出,损失约 20 g 以上的蛋白质,这种氮排出是机体不可避免的氮消耗,称为必要的氮损失。

2. 节约蛋白质作用:当碳水化合物供给充足时,机体不需要动用蛋白质来供给能量,从

而可防止体内和膳食中的蛋白质作为能源,即碳水化合物具有节约蛋白质的作用。

3. 必需脂肪酸:是指人体不可缺少且自身不能合成,必须由食物供给的脂肪酸。亚油酸和α-亚麻酸是必需脂肪酸。

4. 必需氨基酸:人体不能合成或合成速度不能满足机体需要,必须从食物中直接获得的氨基酸。

5. 食物热效应:是指人体在摄食过程中所产生的额外能量消耗。

6. 能量系数:每克产能营养素在体内氧化产生的能量值为能量系数。

7. 血糖生成指数GI:反映食物引起人体血糖升高程度的指标,反映人体进食后机体血糖生成的应答情况。GI=某食物在食后2小时血糖曲线下面积/相等含量葡萄糖在食后2小时血糖曲线下面积×100,以百分比表示。

8. 血糖负荷GL:可用来评价某食物摄入量对人体血糖影响的幅度。GL=摄入食物中碳水化合物的重量×食物的GI/100。

(二) 填空题

1. 碳水化合物 脂类 蛋白质 50%~65% 20%~30% 10%~15% 4 kcal/g 9 kcal/g 4 kcal/g

2. 半胱氨酸 酪氨酸

3. 食物蛋白质的含量 被消化吸收的程度 被人体利用程度

4. 饱和脂肪酸 单不饱和脂肪酸 多不饱和脂肪酸

5. 磷脂 固醇类

6. 基础代谢 身体活动 食物的热效应 特殊生理阶段的能量消耗

7. 植物油 鱼油

8. 非淀粉多糖 抗性低聚糖 抗性淀粉 其他(如木质素类)

9. 动物性蛋白 大豆蛋白

(三) 单选题

1. B 2. D 3. A 4. C 5. B 6. A 7. C 8. B 9. C 10. D 11. A 12. D 13. B 14. C 15. B 16. E 17. C 18. A 19. D 20. E

(四) 简答题

1. 答案要点:

(1) 根据临床表现,蛋白质营养不良分为两种类型,即消瘦型(Marasmus)和水肿型(Kwashiorker)。

(2) 前者指蛋白质和热能摄入均严重不足的儿童营养性疾病,患儿生长发育缓慢或停止,消瘦无力,肌肉萎缩,皮肤干燥,毛发发黄无光泽,抵抗力低下,易感染其他疾病而死亡。

(3) 后者指蛋白质严重缺乏而能量供应勉强能维持最低营养需要,主要表现为腹、腿部水肿,虚弱,表情淡漠,生长滞缓,头发变色、变脆和易脱落,易感染其他疾病等,常伴有营养性贫血。

2.答案要点：

（1）世界各地都有一部分人有不同程度的乳糖不耐受，他们不能或只能部分地分解乳糖，而大量乳糖进入大肠被细菌分解产酸、产气，引起胃肠不适，出现胀气、痉挛和腹泻等。

（2）造成乳糖不耐受的原因有：先天性缺少或不能分泌乳糖酶；某些药物（抗癌药）或肠道感染使乳糖酶分泌减少；年龄增加，乳糖酶水平不断下降。

3.答案要点：

人体内的脂肪主要分布于腹腔、皮下和肌肉纤维之间，具有重要的生理功能：

（1）储存和提供能量。

（2）保温、保护作用及润滑作用。

（3）节约蛋白质作用。

（4）脂肪组织内分泌功能。

（5）机体构成成分。

食物中脂肪的作用：

（1）增加饱腹感。

（2）改善食物感官性状。

（3）提供机体必需脂肪酸。

（4）提供脂溶性维生素。

4.答案要点：

（1）体型与体质。

（2）生理、病理状况。

（3）环境条件。

5.答案要点：为了提高植物性蛋白质的营养价值，往往将两种或两种以上的食物混合食用，而达到以多补少的目的，改变混合膳食蛋白质的氨基酸模式，从而提高混合膳食蛋白质的营养价值，这种现象称之为蛋白质互补作用。如大豆蛋白可以弥补米面蛋白中赖氨酸的不足。

6.答案要点：

（1）促进肠道蠕动。

（2）降低血糖和血胆固醇。

（3）增强肠内渗透压，预防肠癌的发生。

（4）增加饱腹感。

（5）调节肠道菌群，增强肠道免疫功能。

（王锋，杨立刚）

第 2 章　微量营养素与水

一、复习题

（一）名词解释

1. 维生素
2. 癞皮病
3. 混溶钙池

（二）填空题

1. 机体内的维生素 A 活性形式有三种：＿＿＿＿＿＿、＿＿＿＿＿＿、＿＿＿＿＿＿。
2. 维生素 E 包括两类物质：＿＿＿＿＿＿＿和＿＿＿＿＿＿＿＿＿。
3. 维生素 B_2 又称核黄素，其生物活性形式是＿＿＿＿＿＿＿＿＿＿＿＿和＿＿＿＿＿＿＿＿＿＿＿＿两种黄素辅酶。
4. 维生素 D 的缺乏症有＿＿＿＿＿＿＿、骨质软化症、＿＿＿＿＿＿＿＿。
5. 烟酸缺乏会导致＿＿＿＿＿＿＿，症状包括＿＿＿＿＿＿＿、＿＿＿＿＿＿、＿＿＿＿＿＿，即所谓的"三 D"症状。
6. 谷类是膳食中＿＿＿＿＿＿＿＿＿＿的重要来源。
7. 我国居民易缺乏的无机盐主要有＿＿＿＿＿＿＿＿＿、＿＿＿＿＿＿＿、＿＿＿＿＿＿＿。
8. 机体铁的存在形式分为＿＿＿＿＿＿＿＿＿＿和＿＿＿＿＿＿＿＿＿＿，易受植酸、草酸影响的主要是＿＿＿＿＿＿＿＿＿。
9. 锌的食物来源主要有＿＿＿＿＿＿＿＿＿＿、＿＿＿＿＿＿、＿＿＿＿＿＿＿等。
10. 常见的碘缺乏症有＿＿＿＿＿＿＿＿＿＿和＿＿＿＿＿＿＿＿＿＿。
11. 体液分布于全身各处，以＿＿＿＿＿＿＿＿为界，把体液分为细胞内液和细胞外液两大部分；其中细胞外液又以＿＿＿＿＿为界分为血浆和细胞间液。
12. 机体水的来源包括＿＿＿＿＿＿＿、＿＿＿＿＿＿＿、＿＿＿＿＿＿＿。

（三）单选题

1. 具有激素性质的维生素是　　　　　　　　　　　　　　　　　　　　　　　（　　）

   A. 维生素 B_1　　　B. 维生素 B_2　　　C. 维生素 D　　　D. 维生素 A　　　E. 维生素 E

2. 维生素 B_2 缺乏体征之一是　　　　　　　　　　　　　　　　　　　　　（　　）

   A. 脂溢性皮炎　　　　　　B. 周围神经炎　　　　　　C. "三 D"症状

   D. 牙龈疼痛出血　　　　　E. 癞皮病

3. 含维生素 C 最多的蔬菜是 （   ）

    A. 大白菜   B. 油菜   C. 青椒   D. 大萝卜   E. 花椰菜

4. 野果的营养特点是 （   ）

    A. 富含维生素 C 和胡萝卜素   B. 富含维生素 B_1

    C. 富含维生素 A 和 D   D. 富含维生素 E   E. 富含维生素 B_2

5. 增加_____能作为亚硝酸化合物的阻断剂 （   ）

    A. 维生素 A   B. 维生素 B   C. 维生素 C   D. 维生素 D   E. 维生素 E

6. 下列哪种维生素具有抗氧化功能 （   ）

    A. 维生素 K   B. 维生素 B_2 C. 维生素 C   D. 维生素 D   E. 烟酸

7. 缺乏维生素_____可导致夜盲症 （   ）

    A. A   B. C   C. D   D. E   E. K

8. 多晒太阳可预防 （   ）

    A. 夜盲症   B. 佝偻病   C. 坏血病

    D. 脚气病   E. 巨幼红细胞性贫血

9. 脚气病由于缺乏下列哪种维生素所致 （   ）

    A. 烟酸   B. 硫胺素   C. 叶酸   D. 核黄素   E. 维生素 D

10. 维生素 B_1 在体内的活性形式是 （   ）

    A. TPP   B. 硫胺酸   C. ATP

    D. 硫胺酸焦硫酸钠   E. 以上都不是

11. 维生素 B_6 在体内的主要活性形式 （   ）

    A. 吡哆醇   B. 吡哆醛   C. 吡哆胺

    D. 硫酸吡哆醛   E. 磷酸吡哆醛

12. 维生素 B_2 缺乏的表现是 （   ）

    A. 坏血病   B. 口角炎   C. 佝偻病   D. 克汀病   E. 克山病

13. 主要来源于植物油的维生素为 （   ）

    A. 维生素 C   B. 维生素 D   C. 维生素 E   D. 维生素 A   E. 维生素 PP

14. 我国成人叶酸的适宜参考摄入量（RNI）为 （   ）

    A. 100 μg   B. 200 μg   C. 300 μg   D. 400 μg   E. 500 μg

15. 调节人体钙磷代谢的维生素是 （   ）

    A. 维生素 A   B. 维生素 B_1 C. 维生素 C   D. 维生素 D   E. 维生素 E

16. 类胡萝卜素在体内可以转变成哪种维生素 （   ）

    A. 维生素 A   B. 维生素 D   C. 维生素 C   D. 核黄素   E. 硫胺素

17. 参与凝血过程的维生素为 （   ）

    A. 维生素 A   B. 维生素 D   C. 维生素 B_1 D. 维生素 K   E. 维生素 C

18. 维生素 A 主要的食物来源为 （   ）

    A. 肝脏   B. 肉类   C. 坚果   D. 蘑菇   E. 禽类

19. 以下哪一组均为人体必需微量元素 （　　）
  A. 铁、锰、镉、氟、铜　　　　B. 铁、碘、铜、锌、铬　　　　C. 铅、钡、锡、钒、铜
  D. 铁、碘、硒、铬、钡　　　　E. 钴、硒、铬、磷、锡

20. 人体内含量最多的矿物质是 （　　）
  A. 镁　　　　B. 铁　　　　C. 磷　　　　D. 钙　　　　E. 钠

21. 以下哪种措施可以有效促进钙吸收 （　　）
  A. 多吃绿叶蔬菜　　　　B. 多喝咖啡　　　　C. 多摄食脂肪
  D. 多吃谷类食物　　　　E. 经常接受充足的户外日光照射

22. 钙最丰富和良好的食物来源是 （　　）
  A. 蔬菜、水果　　　　B. 乳类及乳制品　　　　C. 粮谷类
  D. 肉类　　　　E. 植物油

23. 中国营养学会推荐成人钙的推荐摄入量（mg/d）是 （　　）
  A. 800　　　　B. 500　　　　C. 1 000　　　　D. 1 200　　　　E. 2 000

24. 以下哪种食物含铁量比较丰富，且铁的吸收和利用率比较高 （　　）
  A. 红枣　　　　B. 菠菜　　　　C. 牛奶　　　　D. 动物血　　　　E. 苹果

25. 根据《中国居民膳食营养素参考摄入量（2013 版）》，成年男女每日铁的 RNI 分别是
（　　）
  A. 10 mg 和 15 mg　　　　B. 30 mg 和 35 mg　　　　C. 20 mg 和 25 mg
  D. 25 mg 和 30 mg　　　　E. 12 mg 和 20 mg

26. 某儿童生长发育迟缓，食欲减退，有异食癖，可能缺乏以下哪种元素 （　　）
  A. 钙　　　　B. 碘　　　　C. 锌　　　　D. 镁　　　　E. 维生素 D

27. 硒的良好食物来源是 （　　）
  A. 蔬菜　　　　B. 水果　　　　C. 粮食　　　　D. 海产品　　　　E. 奶制品

28. 目前认为，下列哪种疾病与硒缺乏有关 （　　）
  A. 佝偻病　　　　B. 甲状腺肿　　　　C. 克山病　　　　D. 脚气病　　　　E. 癞皮病

（四）简答题

1. 简述维生素 A 的主要生理功能。

2. 简述维生素 C 的生理功能。

3. 简述维生素 E 的分类及其生理功能。

4. 根据溶解性质，维生素可以分为哪两大类？分别具有哪些特点？

5. 为什么常晒太阳可预防维生素 D 缺乏症？

6. 简述抑制和促进钙吸收的主要膳食因素。

7. 简述儿童锌缺乏的主要临床表现。

8. 简述矿物质在人体的主要生理功能。

9. 简述水的生理功能。

10. 简述水缺乏的危害。

二、答案要点及分析

（一）名词解释

1. 维生素：是一类人体不能合成却是机体正常生理代谢所必需且功能各异的微量低分子有机化合物，是保持人体健康的重要活性物质。

2. 癞皮病：当烟酸缺乏时，体内辅酶Ⅰ和辅酶Ⅱ合成受阻，某些生理氧化过程障碍，即出现烟酸缺乏症——癞皮病，癞皮病的典型症状是皮炎、腹泻及痴呆，即所谓的"三D"症状。

3. 混溶钙池：99％的钙主要以羟磷灰石[$Ca_{10}(PO_4)_6(OH)_2$]形式存在于骨骼和牙齿中，其余1％的钙，一部分与柠檬酸螯合或蛋白质结合，另一部分则以离子状态存在于体液、软组织、细胞外液和血液中，组成人体的混溶钙池。这部分钙与骨骼钙维持着动态平衡，为维持体内所有细胞的正常生理状态所必需。

（二）填空题

1. 视黄醇　视黄醛　视黄酸

2. 生育酚　生育三烯酚

3. 黄素单核苷酸（FMN）　黄素腺嘌呤二核苷酸（FAD）

4. 佝偻病　骨质疏松

5. 癞皮病　皮炎　腹泻　痴呆

6. B族维生素

7. 钙　铁　锌

8. 血红素铁　非血红素铁　非血红素铁

9. 贝壳类海产品　红色肉类　动物内脏

10. 单纯性甲状腺肿大　克汀病

11. 细胞膜　血管壁

12. 饮水　食物水　代谢水

（三）单选题

1. C　2. A　3. C　4. A　5. C　6. C　7. A　8. B　9. B　10. A　11. E　12. B　13. C　14. D　15. D　16. A　17. D　18. A　19. B　20. D　21. E　22. B　23. A　24. D　25. E　26. C　27. D　28. C

（四）简答题

1. 答案要点：

（1）维持正常视觉。

（2）维持细胞的正常生长与分化。

（3）维护上皮组织细胞的健康。

（4）抗肿瘤作用。

（5）调节免疫功能。

（6）抗氧化作用。

2. 答案要点:

(1) 抗氧化作用。

(2) 作为羟化过程底物和酶的辅助因子。

(3) 改善铁和钙的吸收作用。

(4) 促进四氢叶酸的合成。

(5) 促进类固醇的代谢。

(6) 参与合成神经递质。

(7) 清除自由基。

(8) 其他:可阻断亚硝酸盐在体内形成,具有辅助抑制肿瘤的作用。

3. 答案要点:

维生素 E 包括两类物质:生育酚和生物活性较低的生育三烯酚。每类又分为 α、β、γ、δ 四种异构体,α-生育酚是自然界中分布最广泛、含量最丰富、活性最高的维生素 E 形式。

生理功能包括:

(1) 抗氧化作用。

(2) 延缓衰老作用。

(3) 与动物的生殖功能和精子生成有关。

(4) 其他:调节血小板黏附和聚集,促进毛细血管增生,改善微循环,预防冠心病。

4. 答案要点:根据溶解性质,维生素可分为脂溶性和水溶性两大类。

脂溶性维生素特点:(1) 在食物中脂溶性维生素常与脂类共存,其吸收与肠道中的脂类密切相关;(2) 脂溶性维生素需要脂肪才能被有效吸收,并且通过肠肝循环随粪便排出体外;(3) 易储存于体内(主要在肝脏),而不易排出体外(除维生素 K 外);当膳食摄入过多,易在体内蓄积而导致毒性作用,如长期摄入大剂量维生素 A 和维生素 D(超出人体需要量 3 倍),易出现中毒症状;(4) 若摄入过少,可缓慢地出现缺乏症状。

水溶性维生素特点:(1) 在体内储存较少,没有非功能性的单纯储存形式,膳食摄入较多、机体饱和后,多余的水溶性维生素可随尿排出(维生素 B_{12} 例外,它甚至比维生素 K 更易于储存于体内);(2) 若组织中的水溶性维生素耗竭,则摄入的水溶性维生素大量被组织摄取利用,尿中排出量减少,因此可利用尿负荷试验对水溶性维生素的营养水平进行鉴定;(3) 水溶性维生素一般无毒性(除非极大量),摄入量不足时,可较快地出现缺乏症状;(4) 但过量摄入时也可能出现毒性。

5. 答案要点:人体皮肤下存在的 7-脱氢胆固醇,在紫外线或日光的照射下,可转化成维生素 D_3,扩散进入血液,运输至肝脏,转化为 25-(OH)-D_3,25-(OH)-D_3 在血液内被 DBP 转运到肾,在肾细胞线粒体中氧化为 1,25-(OH)-D_3,释放入血,并与 DBP 结合转运至各个靶器官,具有增加钙吸收、骨钙动员及磷吸收等生物学作用,以此预防维生素 D 缺乏症的发生。

6. 答案要点:

(1) 抑制因素:膳食中有些因素会影响钙吸收,如谷物中的植酸,某些蔬菜(菠菜、苋菜、竹笋)中的草酸,可以与钙结合形成不溶性植酸钙或草酸钙钙盐,影响钙吸收;膳食纤维中的糖醛酸残基、脂肪酸等都会同钙结合而影响其吸收；一些抗酸药、四环素、肝素也会干扰钙吸收。

（2）促进因素：维生素 D 可以促进小肠对钙的吸收；适量乳糖经肠道菌发酵产酸，降低肠内 pH，与钙形成乳酸钙复合物可增强钙的吸收；某些氨基酸（赖氨酸、精氨酸、色氨酸）可以与钙结合形成可溶性络合物，有利于钙吸收；适当的钙、磷比例也可以促进钙吸收。

7. 答案要点：儿童更容易出现锌缺乏，主要表现为生长发育迟缓、食欲减退及异食癖、第二性征发育障碍、皮肤伤口愈合不良以及免疫力下降等症状。

8. 答案要点：

（1）构成机体组织的重要成分。

（2）具有调节作用，矿物质组成细胞内外液成分，控制水分，维持酸碱平衡，参与维持神经、肌肉的正常兴奋性与细胞膜通透性。

（3）参与构成体内功能性活性物质。

9. 答案要点：

（1）构成细胞和体液的重要组成部分。

（2）参与新陈代谢。

（3）调节体温。

（4）润滑作用。

（5）调节酸碱平衡。

（6）缓冲和保护作用。

10. 答案要点：水摄入不足或水丢失过多，可引起体内失水，也称脱水，使水与电解质失衡，主要有以下 3 种类型。（1）高渗性脱水。以水丢失为主。① 轻度：口渴、尿少、尿比重增高及工作效率降低。② 中度：皮肤干燥、口舌干裂、声音嘶哑及全身软弱。③ 重度：皮肤黏膜干燥、高热、烦躁、精神恍惚，脱水若达 10% 以上，可危及生命。（2）低渗性脱水。以电解质丢失为主。早期多尿，晚期尿少甚至尿闭，尿比重低，尿钠离子、氯离子降低或缺乏。（3）等渗性脱水。水和电解质按比例丢失，有口渴和尿少的表现。

（张小强，乜金茹，李春玉）

第 3 章　食物中的生物活性成分、肠道菌群

一、复习题

（一）名词解释

1. 植物化学物
2. 有机硫化物
3. 萜类化合物
4. 肠道菌群

（二）填空题

1. 植物性食物中除富含人体必需的各种营养素之外，还含有＿＿＿＿＿＿、＿＿＿＿＿＿＿＿、＿＿＿＿＿＿＿、＿＿＿＿＿＿＿、＿＿＿＿、＿＿＿＿＿＿等多种植物化学物，对人体健康起着重要的作用。

2. 膳食中酚和多酚化合物对多种＿＿＿＿＿＿、＿＿＿＿＿＿、＿＿＿＿＿＿都有明显的抑制作用，尤其对霍乱菌、志贺氏痢疾杆菌、伤寒沙门氏菌、溶血性链球菌和金黄色葡萄球菌等常见致病细菌有很强的抑制能力，并且不影响生物体本身的生长发育。

3. 植物性食物含量较高且研究较深入的有两类有机硫化物，一类是来源于十字花科蔬菜的＿＿＿＿＿＿，另一类是来源于百合科葱属的＿＿＿＿＿＿。

4. 萜类化合物种类繁多，根据其异戊二烯单位的多少，可将常见萜类化合物分为＿＿＿＿＿＿、＿＿＿＿＿＿、＿＿＿＿＿、＿＿＿＿＿＿和＿＿＿＿＿。

5. 除了植物性食物中含有的植物化学物以外，动物性食物中也含有一些生物活性物质，如＿＿＿＿＿＿、＿＿＿＿＿＿＿、＿＿＿＿＿＿及＿＿＿＿＿等，不仅为食物带来各种颜色和口味，还在人体内发挥着重要的生物学作用。

6. 辅酶 Q 在自然界中分布广泛，主要存在于＿＿＿＿＿＿、＿＿＿＿＿＿、＿＿＿＿＿中。

7. 肠道菌群依据其数量多少可以分为＿＿＿＿＿＿和＿＿＿＿＿＿；按照肠道菌群与宿主的关系分为＿＿＿＿＿＿、＿＿＿＿＿＿和＿＿＿＿＿＿。

（三）单选题

1. 中国营养学会依据循证营养学的原理和方法，在《中国居民膳食营养素参考摄入量（2013 版）》中建议了部分植物化学物的＿＿＿＿＿＿值　　　　　　　　（　　）
   A. RNI 或 AI　　　　　B. EAR 和 RNI　　　　C. RNI 和 UL
   D. AMDR 和 UL　　　　E. SPL 和 UL

2. 番茄红素的特定建议值是 （　　）

    A. 6 mg/d　　　B. 12 mg/d　　　C. 18 mg/d　　　D. 24 mg/d　　　E. 32 mg/d

3. 《中国居民膳食营养素参考摄入量(2013 版)》确定下列哪种酚和多酚化合物的可耐

   受最高摄入量为 120 mg/d （　　）

    A. 儿茶素　　　B. 大豆异黄酮　　C. 白藜芦醇　　D. 原花青素　　E. 花色苷

4. 下列属于三萜类化合物的是 （　　）

    A. 龙脑　　　　B. 青蒿素　　　C. 雷公藤内酯　D. 植物甾醇　　E. 叶黄素

5. 下列植物甾醇的生物学功能中,发现的最早、研究也最为深入的是 （　　）

    A. 抗癌作用　　　　　　　B. 抗炎作用　　　　　　　C. 降胆固醇作用

    D. 抗氧化作用　　　　　　E. 抗病毒作用

6. 《中国居民膳食营养素参考摄入量(2013 版)》建议我国成人植物甾醇、植物甾醇酯的

   UL 值分别为 （　　）

    A. 0.9 g/d、1.5 g/d　　　B. 2.4 g/d、3.9 g/d　　　C. 0.9 g/d、2.4 g/d

    D. 0.9 g/d、3.9 g/d　　　E. 1.5 g/d、3.9 g/d

7. 下列类胡萝卜素不具有维生素 A 原活性的是 （　　）

    A. α-胡萝卜素和叶黄素　　B. β-胡萝卜素和番茄红素　C. γ-胡萝卜素和玉米黄素

    D. α-胡萝卜素和 γ-胡萝卜素　　　E. 番茄红素和叶黄素

8. 下列食物中植物甾醇含量最高的是 （　　）

    A. 全麦粉　　　B. 大米　　　　C. 玉米胚芽油　D. 桔子　　　E. 芹菜

9. 下列关于硫辛酸说法错误的是 （　　）

    A. 硫辛酸是某些植物和细菌生长所必需的物质

    B. 硫辛酸广泛存在于各种动植物性食物中

    C. 硫辛酸在蔬菜、水果中的含量最为丰富

    D. 我国居民每天通过膳食摄入硫辛酸的量可能不足 2 mg

    E. 硫辛酸有氧化型和还原型两种形式,可以在体内相互转换

10. 姜黄素属于下列哪种植物化学物 （　　）

    A. 酚和多酚化合物　　　　B. 有机硫化物　　　　　C. 皂苷类化合物

    D. 植物甾醇　　　　　　　E. 类胡萝卜素

（四）简答题

1. 简述酚和多酚化合物抗氧化作用的机理。

2. 简述烯丙基硫化物的生物学功能。

3. 简述辅酶 Q 的生物学功能。

4. 简述肠道菌群在营养代谢中的生理功能。

二、答案要点及解析

（一）名词解释

1. 植物化学物:存在于植物性食物中的低分子量化学物质,含量甚微,是植物进化过程

中为适应环境而生成的各种活性成分,除个别是维生素的前体物(如 β-胡萝卜素)外,其余均非传统营养成分,故称植物性非营养生物活性物质,也统称为植物化学物。

2. **有机硫化物**:是广泛存在于自然界中分子结构含有硫元素并具有特殊生理活性的有机化合物。

3. **萜类化合物**:是以异戊二烯为基本单元,以不同方式首尾相接构成的一大类化合物。

4. **肠道菌群**:是寄居在肠道环境中多种微生物的总称,在人体内肠道微生物数目超过10^{14},形成了人体内错综复杂而又相对独立的微生态系统,参与并影响着人体物质转化、能量代谢等多种机体功能。

(二) 填空题

1. 酚类化合物　有机硫化物　萜类化合物　皂苷类化合物　植物甾醇　类胡萝卜素　植酸

2. 细菌　真菌　酵母菌

3. 异硫氰酸盐　烯丙基硫化物

4. 单萜　倍半萜　二萜　三萜　四萜　多萜

5. 硫辛酸　γ-氨基丁酸　辅酶 Q　左旋肉碱　褪黑素

6. 动物内脏　植物叶片和种子　酵母

7. 优势(主要)菌群　次要菌群　有益性菌群　有害性菌群　中间性菌群

(三) 单选题

1. E　2. C　3. B　4. D　5. C　6. B　7. E　8. C　9. C　10. A

(四) 简答题

1. 答题要点:

(1) 直接清除自由基:酚和多酚化合物可作为断链型抗氧化剂,捕捉自由基反应链中的过氧自由基,将自由基转变成稳定的产物,阻止或延缓自由基链反应的进行。

(2) 抑制氧化酶系:酚和多酚化合物可以通过抑制一些产生自由基的氧化酶类从而达到清除自由基的作用,如黄嘌呤氧化酶、一氧化氮合成酶、环氧合酶、脂质过氧化物酶、细胞色素 P450 等。

(3) 激活抗氧化酶系:酚和多酚化合物可以激活体内的抗氧化酶系,包括葡萄糖氧化酶、超氧化物歧化酶、过氧化氢酶、谷胱甘肽过氧化物酶等,这些抗氧化酶类发挥作用的途径有除去溶解的氧(如葡萄糖氧化酶)、消除来自食物体系的高氧化物(如超氧化物歧化酶)、吸收紫外线、猝灭单线态氧等几个方面。

(4) 螯合诱导氧化的过渡金属:酚和多酚化合物结构使其具有较强的络合金属离子的能力,可以络合 Ca^{2+}、Cu^{2+}、Fe^{2+}、Fe^{3+} 等金属离子,降低过渡金属离子催化的反应速率,阻断 Fenton's 反应和 Haber-Weiss 反应中自由基的产生。

(5) 增强其他营养素的抗氧化能力:儿茶素和大豆染料木素与维生素 C、维生素 E 同时存在时具有增强抗氧化能力的协同作用。

2. 答题要点:

(1)抗微生物作用。

(2)抗氧化作用。

(3)抗癌作用。

(4)调节血脂作用。

(5)抗血栓作用。

(6)其他作用:烯丙基硫化物还具有调节免疫作用、去屑止痒、软化皮肤角质层、保护肝脏、降血糖和降血压等生物学功效。

3. 答题要点:

(1)抗氧化作用:辅酶 Q 包括氧化型(泛醌)与还原型(泛酚)两种形式,泛酚具有清除自由基的作用,可脱去电子被氧化成无抗氧化活性的泛醌。辅酶 Q 也可在不同氧化应激条件下抑制脂质过氧化,增加抗氧化酶的活性,还能通过与维生素 E 的协同作用清除自由基。

(2)增强机体免疫力:辅酶 Q 通过增加抗体生成、升高白细胞数量、促进淋巴细胞增殖和转化、增强吞噬细胞的杀菌能力,从而发挥增强机体免疫力作用。

(3)提高运动能力:辅酶 Q 通过提高线粒体合成 ATP 能力、改善内皮细胞功能、调节自主神经活性及抗氧化作用,能提高机体最大摄氧量,延长力竭运动时间,降低运动引起的氧化损伤及肌肉损伤,促进运动后磷酸肌酸的恢复,从而提高机体的运动能力。

(4)保护心血管作用:辅酶 Q 已在临床上用于心肌病、缺血性心脏病、高血压及充血性心力衰竭等心血管疾病的防治。其可能的机制包括:辅酶 Q 通过抑制低密度脂蛋白氧化,降低动脉粥样硬化斑块中过氧化脂质含量,减小粥样硬化斑块面积,从而起到抗动脉粥样硬化的作用;辅酶 Q 通过促进缺血心肌的氧化磷酸化,降低线粒体耗氧量,提高细胞内 ATP 的产生效率,从而改善缺血状态下心肌细胞的能量代谢及功能,促进缺血后心肌的恢复,降低缺血再灌注损伤;辅酶 Q 通过降低单核细胞 β_2-整合素的表达,降低单核细胞对内皮细胞的黏附作用,促进内皮细胞释放一氧化氮,从而调节心血管内皮细胞的功能。

(5)抗炎作用:辅酶 Q 可通过抑制 NF-κB 减少炎症介质(如前列腺素 2、IL-1、MMP1、C反应蛋白等)的表达,发挥机体抗炎机制。

4. 答题要点:

(1)肠道菌群具有多种代谢酶类,可以将不易消化的多糖、未消化的寡聚糖、未吸收的糖和酒精、蛋白质等酵解成短链脂肪酸,为宿主提供能量以及肠道菌群生长繁殖所需的营养物质。

(2)肠道菌群能合成多种维生素,尤其是 B 族维生素及维生素 K,并参与钙、镁、铁等矿物质的吸收。

(3)肠道菌群发酵产生的短链脂肪酸为肠道上皮细胞提供营养,刺激其分化、增殖。

(王少康,张红)

第4章　各类食物的营养价值

一、复习题

(一) 名词解释

1. 营养质量指数(INQ)
2. 营养标签

(二) 填空题

1. 常见的蔬菜制品有酱腌菜,在加工过程中可造成营养素的损失,尤其是_____的损失较大。

2. 食物的营养价值是指某种食物所含营养素和能量能满足_____的程度。食物营养价值的高低取决于其_____,_____和_____。

3. 营养质量指数 INQ＝1,表示该食物_____;INQ＞1,表示该食物_____;INQ＜1 表示该食物_____。

4. 大豆蛋白质_____含量较多,氨基酸模式较好,属于_____蛋白质,与谷类食物混合食用,可发挥_____作用。

5. _____蛋白和_____蛋白是谷类所特有的蛋白质。

6. 大豆低聚糖是指大豆中的_____和_____。

7. _____指以生牛(羊)乳或乳粉为原料,经杀菌、发酵后制成的 pH 降低的产品。

8. 米类在淘洗过程中一些营养素特别是_____有部分丢失,致使米类食物营养价值降低。

9. 营养标签中的核心营养素包括_____、_____、_____和_____。

10. _____是专用于食品营养标签,用于比较食品营养成分含量的参考值。

(三) 单选题

1. _____食物是碳水化合物、蛋白质、B 族维生素和部分矿物质的良好来源　（　　　）

   A. 果蔬　　　　　　　　B. 禽畜肉　　　　　　　　C. 谷薯杂豆类

   D. 大豆坚果　　　　　　E. 乳类

2. 谷类的维生素主要存在于 （　　）

    A. 糊粉层和胚芽　　　　　B. 谷皮和糊粉层　　　　　C. 胚乳

    D. 胚乳和胚　　　　　　　E. 谷皮

3. _____是谷粒的主要部分 （　　）

    A. 谷皮　　　　　　　　　B. 胚乳　　　　　　　　　C. 糊粉层

    D. 胚　　　　　　　　　　E. 谷皮与糊粉层

4. 全谷类食物是膳食纤维的重要来源，主要在_____部位 （　　）

    A. 谷皮　　　　B. 胚乳　　　　C. 糊粉层　　　　D. 胚　　　　E. 胚乳和胚

5. _____是维生素、矿物质、膳食纤维和植物化学物的重要来源 （　　）

    A. 果蔬　　　　B. 禽畜肉　　　　C. 谷薯杂豆类　　　　D. 大豆坚果　　　　E. 乳类

6. 乳类蛋白质主要是 （　　）

    A. 酪蛋白　　　　B. 乳球蛋白　　　　C. 乳清蛋白　　　　D. 醇溶蛋白　　　　E. 球蛋白

7. 杂豆不包括 （　　）

    A. 红豆　　　　B. 绿豆　　　　C. 大豆　　　　D. 芸豆　　　　E. 花豆

8. _____脂肪含量相对较低，且含有较多的不饱和脂肪酸，对预防血脂异常和心血
管疾病等有一定作用，可首选 （　　）

    A. 水产品类　　　　B. 禽类　　　　C. 畜肉类　　　　D. 红肉类　　　　E. 蛋类

9. 乳中碳水化合物含量形式为 （　　）

    A. 淀粉　　　　B. 葡萄糖　　　　C. 蔗糖　　　　D. 乳糖　　　　E. 果糖

（四）简答题

1. 简述食物营养价值评价的常用指标。

2. 大豆中有哪些特殊成分？

3. 评价食物营养价值的意义。

4. 简述实施营养标签标准的意义。

二、答案要点及分析

（一）名词解释

1. 营养质量指数（INQ）：是常用的评价食物营养价值的指标，其含义是指某食物中营养素能满足人体营养需要的程度（营养素密度）与该食物能满足人体能量需要的程度（能量密度）的比值。

$$INQ = \frac{某营养素密度（某营养素含量/该营养素参考摄入量）}{能量密度（所产生能量/能量参考摄入量）}$$

2. 营养标签：预包装食品标签上向消费者提供食品营养信息和特性的说明，包括营养成分表、营养声称和营养成分功能声称。营养标签是预包装食品标签的一部分。

（二）填空题

1. 维生素 C

2. 人体营养需要　所含营养素的种类是否齐全　数量及相互比例是否适宜　是否易被人体消化吸收和利用

3. 营养素与能量的供给能力相当　营养素的供给能力高于能量的供给能力　营养素的供给能力低于能量的供给能力

4. 赖氨酸　优质　蛋白质互补

5. 醇溶　谷

6. 水苏糖　棉籽糖

7. 发酵乳

8. 水溶性维生素和矿物质

9. 蛋白质　脂肪　碳水化合物　钠

10. 营养素参考值(NRV)

(三) 单选题

1. C　2. A　3. B　4. A　5. A　6. A　7. C　8. A　9. D

(四) 简答题

1. 答案要点:

(1) 营养素的种类及含量。

(2) 营养素质量。食物的优劣可体现在所含营养素被人体消化吸收利用的程度,消化吸收率和利用率越高,其营养价值就越高。如同等重量的蛋白质,因其所含必需氨基酸的种类、数量、比值不同,其促进机体生长发育的效果就会有差别。

(3) 营养素在加工烹调过程中的变化。

(4) 食物抗氧化能力。

(5) 食物血糖生成指数。

(6) 食物中的抗营养因子。

2. 答案要点:

大豆的特殊成分有植物化学物类等有益成分及抗营养因子。

(1) 有益的植物化学物:目前研究较多的植物化学物有大豆异黄酮、大豆皂苷和大豆甾醇。

(2) 大豆卵磷脂:大豆卵磷脂对营养相关慢性疾病具有一定的预防作用。

(3) 大豆低聚糖:是指大豆中的水苏糖和棉籽糖,因人体缺乏 α-D-半乳糖苷酶和 β-D-果糖苷酶,不能将其消化吸收,在肠道微生物作用下可产酸产气,引起胀气,故称之为胀气因子或抗营养因子。但近年来发现大豆低聚糖可被肠道益生菌所利用,具有维持肠道微生态平衡、提高免疫力、降血脂、降血压等作用。

(4) 蛋白酶抑制剂:大豆中的蛋白酶抑制剂以胰蛋白酶抑制剂为主,它可以降低大豆的营养价值。常压蒸汽加热 30 分钟或 1 kPa 压力加热 10～25 分钟,可破坏大豆中的胰蛋白酶抑制剂。不过蛋白酶抑制剂也具有多种对机体有益的生物学作用。

(5) 豆腥味:生食大豆有豆腥味和苦涩味,是由豆类中的不饱和脂肪酸经脂肪氧化酶氧化降解,产生醇、酮、醛等小分子挥发性物质所致。将豆类加热、煮熟、烧透后也可以破坏脂肪氧化酶和去除豆腥味。

（6）植物红细胞凝血素:是能凝集人和动物红细胞的一种蛋白质,集中在子叶和胚乳的蛋白体中,加热即被破坏。大量食用数小时后可引起头晕、头痛、恶心、呕吐、腹痛、腹泻等症状,可影响动物的生长发育。

3. 答案要点:

（1）全面掌握各种食物的天然组成成分,如所含营养素种类、生物活性成分、抗营养因子等;发现主要缺陷,并提出改造或开发新食品的方向,解决抗营养因子问题,充分利用食物资源。

（2）掌握食物营养素在食物加工过程中的变化和损失,采取相应措施,最大限度保存食物中的营养素。

（3）指导人们科学选购食物及合理配制平衡膳食。

4. 答案要点:

根据国家营养调查结果,我国居民既有营养不足,也有营养过剩的问题,特别是脂肪、钠（食盐）、胆固醇的摄入较高,是引发慢性病的主要因素。慢性非传染性疾病防治形势严峻,膳食是慢性非传染性疾病的重要影响因素,科学研究和国外管理经验证明,食品标签上的营养信息可以帮助公众做出合理膳食选择,可使居民减少饱和脂肪、胆固醇和钠的摄入,增加膳食纤维摄入,是预防膳食相关慢性病的良好手段,对全民营养教育和健康促进发挥重要作用。通过实施营养标签标准,要求预包装食品必须标示营养标签内容,一是有利于宣传普及食品营养知识,指导公众科学选择膳食;二是有利于促进消费者合理平衡膳食和身体健康;三是有利于规范企业正确标示营养标签,科学宣传有关营养知识,促进食品产业健康发展。

（杨立刚）

第 5 章　不同生理阶段的营养

一、复习题

（一）名词解释

婴儿配方奶粉

（二）填空题

1. 妊娠期营养失衡对胎儿健康的影响包括＿＿＿＿＿＿、＿＿＿＿＿＿、＿＿＿＿＿＿、早产儿和巨大儿。

2. 产后第 2 周分泌的乳汁称为＿＿＿＿＿，＿＿＿＿＿和＿＿＿＿＿含量逐渐增多。

3. 婴幼儿的能量主要用于＿＿＿＿＿＿、＿＿＿＿＿＿＿＿、＿＿＿＿＿＿＿＿、生长发育及排泄消耗。

4. 婴儿辅助食品的添加原则有＿＿＿＿＿＿、＿＿＿＿＿、由细到粗、逐步添加。

5. 进入青春期以后,女性＿＿＿＿＿增加多于男性,而男性＿＿＿＿＿明显高于女性。

6. 孕期发生营养性贫血的原因可由于缺乏＿＿＿＿＿、＿＿＿＿＿。

7. 孕期缺乏＿＿＿＿＿或＿＿＿＿＿,胎儿会发生先天畸形。

8. 老年人体内蛋白质的合成能力差,而且对蛋白质的吸收利用率降低,容易出现＿＿＿＿＿氮平衡。

9. 更年期女性由于甲状旁腺激素增加,＿＿＿＿＿及＿＿＿＿＿水平降低,使骨质易丢失,造成＿＿＿＿＿。

（三）单选题

1. 妊娠期妇女血容量发生变化,容易出现　　　　　　　　　　　　　（　　）
   A. 生理性贫血　　　　　B. 缺铁性贫血　　　　　C. 巨幼红细胞性贫血
   D. 混合型贫血　　　　　E. 病理性贫血

2. 某孕妇,孕前 BMI 为 27,其孕期适宜增加的体重应为＿＿＿＿＿kg　　（　　）
   A. 6.0～6.8　　　　　　B. 7.0～11.5　　　　　C. 9.5～10.5
   D. 11.5～16.0　　　　　E. 12.5～18.0

3. 胎儿神经管畸形的发生与妊娠早期缺乏＿＿＿＿＿有关　　　　　　（　　）
   A. 烟酸　　　B. 钙　　　　C. 铁　　　　D. 叶酸　　　　E. 碘

4. 初乳中富含　　　　　　　　　　　　　　　　　　　　　　　　（　　）
   A. 免疫球蛋白和乳铁蛋白　　B. 乳糖和免疫球蛋白　　C. 脂肪和乳铁蛋白
   D. 乳糖和脂肪　　　　　　　E. 蛋白质和脂肪

5. 与人乳相比,牛乳中_____含量较低　　　　　　　　　　　　　　（　　）

    A. 蛋白质　　　　B. 钙　　　　　　C. 钠　　　　　　D. 钾　　　　　　E. 亚油酸

6. 完全人工喂养的婴儿最好选择　　　　　　　　　　　　　　　　　　　（　　）

    A. 牛奶　　　　　　　　B. 代乳品　　　　　　　　C. 婴儿配方奶粉

    D. 脱脂奶粉　　　　　　E. 全脂奶粉

7. 学龄前儿童膳食蛋白质中来源动物性的蛋白质应占到　　　　　　　　（　　）

    A. 1/2　　　　　B. 1/3　　　　　C. 2/3　　　　　D. 1/4　　　　　E. 3/5

8. 导致老年人皮肤合成维生素 D 功能下降的主要原因是　　　　　　　（　　）

    A. 食欲下降　　　　　　B. 户外活动减少　　　　　C. 缺钙

    D. 消化系统功能减退　　E. 代谢功能降低

9. 孕末期蛋白质应每日增加_____g　　　　　　　　　　　　　　　（　　）

    A. 10　　　　　　B. 15　　　　　C. 20　　　　　D. 25　　　　　E. 30

10. 孕妇碘的需要量增加,膳食中应多采用　　　　　　　　　　　　　　（　　）

    A. 牛奶　　　　　B. 豆类　　　　　C. 海产品　　　　D. 肝脏　　　　　E. 蛋类

11. 关于分娩后一个月内的膳食,下列哪种说法不正确　　　　　　　　　（　　）

    A. 提供营养丰富、易消化的食品　　　　B. 保证充足的蛋白质、钙和维生素

    C. 可多吃些菜汤　　　　　　　　　　　D. 多喝鸡汤、猪蹄肉汤

    E. 禁止吃水果、青菜

12. 下列哪项不是孕妇营养不良会出现的情况　　　　　　　　　　　　　（　　）

    A. 营养性贫血　　　　　　B. 蛋白质水肿　　　　　　C. 坏血病

    D. 佝偻病　　　　　　　　E. 暗适应下降

13. 婴儿最适应的食品是　　　　　　　　　　　　　　　　　　　　　　（　　）

    A. 牛奶　　　　　B. 母乳　　　　　C. 米粉　　　　　D. 炼乳　　　　　E. 米汤

14. 开始给婴儿添加辅食的适宜时间应为_____月龄　　　　　　　　（　　）

    A. 2～3　　　　　B. 4～6　　　　　C. 6～8　　　　　D. 10　　　　　E. 12

15. 孕妇的热能摄入量是否适宜可通过定期测量体重的方法来判定,一般孕前体重正
常的妇女自孕中期开始,每周的体重增加值应为　　　　　　　　　　（　　）

    A. 0.5～0.6 kg　　　　　B. 0.35～0.4 kg　　　　　C. 0.3～0.4 kg

    D. 0.2 kg　　　　　　　　E. 0.1 kg

16. 孕妇出现生理性贫血主要是因为　　　　　　　　　　　　　　　　　（　　）

    A. 血容量增加　　　　　　　　　　B. 红细胞绝对数量减少

    C. 血容量减少,红细胞减少　　　　D. 白细胞绝对数量增加

    E. 血容量增加,但红细胞数量增加相对较少

17. 乳母摄入的营养素中不能通过乳腺进入乳汁的是　　　　　　　　　　（　　）

    A. 维生素 A、铁　　　　　B. 维生素 D、铁　　　　　C. 维生素 A、锌

    D. 维生素 D、锌　　　　　E. 维生素 D、钙

18. 婴幼儿佝偻病主要是由于缺乏_____引起的　　　　　　　　　　（　　）

    A. 维生素 A　　B. 维生素 C　　C. 维生素 D　　D. 硫胺素　　E. 核黄素

19. 幼儿在 1 周岁到满 3 周岁前,营养物质的获得需从以母乳为主过渡到以_____等
　　食物为主　　　　　　　　　　　　　　　　　　　　　　　　　　　　(　　)
　　A. 蛋黄　　　　　B. 谷类　　　　　C. 肉类　　　　　D. 代乳品　　　　E. 牛奶

20. 老年人饮食中应　　　　　　　　　　　　　　　　　　　　　　　　　(　　)
　　A. 少用蔬菜　　　B. 不用豆类　　　C. 粗细搭配　　　D. 适当加碱　　　E. 增加肉类

(四) 简答题

　1. 婴儿配方奶粉的要求有哪些?

　2. 更年期的膳食原则有哪些?

　3. 孕期营养不良对母体的影响有哪些?

　4. 母乳喂养的优点是什么?

　5. 简述老年人合理膳食原则。

二、答案要点及分析

(一) 名词解释

　婴儿配方奶粉:以牛乳为基础,依据母乳的营养素含量及其组成模式进行调整配制而成。

(二) 填空题

　1. 先天性畸形　低出生体重　脑发育受损

　2. 过渡乳　乳糖　脂肪

　3. 基础代谢　食物特殊动力作用　体力活动

　4. 由少到多　由稀到稠

　5. 脂肪　瘦体重

　6. 铁　叶酸　维生素 B_{12}

　7. 叶酸　维生素 A

　8. 负

　9. 降钙素　维生素 D　骨质疏松

(三) 单选题

　1. A　2. B　3. D　4. A　5. E　6. C　7. A　8. B　9. E　10. C　11. E　12. D
13. B　14. B　15. B　16. E　17. B　18. C　19. B　20. C

(四) 简答题

　1. 答案要点:

(1) 添加脱盐乳清粉,以降低酪蛋白的含量和比例。

(2) 添加同型的活性顺式亚油酸和适量 α-亚麻酸。

(3) 按 4∶6 的比例添加 α-乳糖、β-乳糖,适当增加可溶性多糖。

(4) 调整钙磷、钾钠比例,减少肾溶质负荷。

(5) 强化维生素 A、维生素 D 及其他维生素。

(6) 强化牛磺酸、核酸、肉碱等生长必需但合成有限的物质。

(7) 对牛奶过敏者,可代用大豆蛋白,避免过敏。

2. 答案要点：

(1) 平衡膳食，避免肥胖。

(2) 补充钙质，预防骨质疏松。

(3) 规律饮食，均衡营养。

(4) 宜食降压、降脂食物。

(5) 预防更年期心理疾病。

3. 答案要点：

(1) 营养性贫血。

(2) 骨质软化症。

(3) 营养不良性水肿。

(4) 妊娠高血压综合征。

4. 答案要点：

(1) 营养齐全，能满足 4～6 月龄婴儿生长发育需要。

(2) 含丰富抗感染物质，可提高婴儿抵抗力。

(3) 不容易发生过敏。

(4) 哺乳行为可增进母子感情交流，促进婴儿智能发育。

(5) 卫生、无菌、经济、方便，温度适宜，新鲜不变质。

5. 答案要点：

(1) 平衡膳食，以达到或维持理想体重为宜。

(2) 补充蛋白质，提倡多吃奶类、豆类和鱼类。

(3) 控制脂肪。

(4) 碳水化合物以淀粉类多糖为主，注意补充膳食纤维。

(5) 注意补充钙、铁等矿物质，保证新鲜水果、蔬菜的摄入充足。

(6) 食物粗细搭配，易于消化，选择适合的烹调方式，注意食物的色香味形和硬度，减少或避免油炸、腌制及辛辣刺激的食物。

（王锋）

第6章 营养教育在护理中的应用

一、复习题

（一）名词解释

1. 营养教育
2. 合理膳食
3. 膳食结构

（二）单选题

1. 饮食结构类型的划分主要依据是 （ ）
   A. 经济发展水平　　　　　　　　　B. 食物资源情况
   C. 动物性食物和植物性食物比例　　D. 蛋白质的摄入量
   E. 地理区域

2. 我国的第一个膳食指南是在_____年制定的 （ ）
   A. 1987　　　B. 1959　　　C. 1992　　　D. 1989　　　E. 2002

3. 目前我国使用的《中国居民膳食指南》是在_____年由中国营养学会常务理事会通过并发布的 （ ）
   A. 1989　　　B. 2002　　　C. 1997　　　D. 2007　　　E. 2016

4. 中国居民平衡膳食宝塔建议奶类及其制品的每日摄入量为 （ ）
   A. 100 g　　B. 150 g　　C. 200 g　　D. 300 g　　E. 250 g

5. 中国居民平衡膳食宝塔建议水果的每日摄入量 （ ）
   A. 100～200 g　B. 150～250 g　C. 200～300 g　D. 250～400 g　E. 200～350 g

6. 在饮食构成中要保证优质蛋白质占蛋白质总供给量的_____以上 （ ）
   A. 1/2　　　B. 1/3　　　C. 1/4　　　D. 1/5　　　E. 1/6

7. 中国居民平衡膳食宝塔(2016)建议我们每天食盐摄入量不能超过_____g （ ）
   A. 10　　　B. 15　　　C. 6　　　D. 5　　　E. 3

8. 平衡膳食是指 （ ）
   A. 供给机体足够的热能　　　　B. 供给机体足够的营养素
   C. 供给机体全部所需的营养素
   D. 供给机体适宜数量的热能和各种营养素,且比例适当
   E. 供给机体足够蛋白质,且保证一定量的动物蛋白

9. 母乳喂养的婴幼儿添加辅食,从_____开始最好 （ ）

    A. 12 个月后   B. 满 9 个月   C. 满 6 个月

    D. 2～3 个月   E. 1 个月

10. 中国居民膳食指南推荐平均每天摄入_____种以上食物 （ ）

    A. 8   B. 10   C. 12   D. 14   E. 16

（三）填空题

1. 营养教育主要形式包括_____、_____、_____。

2. 根据膳食中动物性、植物性食物所占的比重,以及能量、蛋白质、脂肪和碳水化合物的供给量作为划分膳食结构的标准,可将世界不同地区的膳食结构分为_____、_____、_____和_____四种类型。

3. 中国居民平衡膳食宝塔建议谷类和蔬菜的摄入量分别是_____g 和_____g。

4. 中国居民平衡膳食宝塔建议动物性食物的摄入量是_____g,其中畜、禽肉占_____g,鱼虾_____g,鸡蛋_____g。

5. 高盐饮食与高血压的患病风险呈_____相关。

6. 通常三餐能量的适宜分配比例为早餐占_____、午餐占_____、晚餐占_____。

7. 0～6 月龄婴儿的喂养指南建议新生儿出生后数日开始补充_____,不需补_____。

（四）简答题

1. 营养教育的步骤有哪些?

2. 中国现用一般人群膳食指南内容有哪些?

3. 中国居民平衡膳食宝塔的内容有哪些?

4. 素食人群膳食指南的内容包括哪些?

二、答案要点及分析

（一）名词解释

1. 营养教育:通过改变人们的饮食行为而达到改善营养状况目的的一种有计划的活动。

2. 合理膳食:指能满足合理营养要求的膳食,从食物中摄入的能量和营养素在一个动态过程中,能提供机体一个合适的量,避免出现某些营养素的缺乏或过多而引起机体对营养需要和利用的不平衡。

3. 膳食结构:指膳食中各类食物的数量及其在膳食中所占的比重。

（二）单选题

1. C   2. D   3. E   4. D   5. E   6. B   7. C   8. D   9. C   10. C

（三）填空题

1. 专题研讨会   普及培训班   大众传媒交流

2. 动植物食物较为平衡的膳食结构   以植物性食物为主的膳食结构   以动物性食物为主的膳食结构   地中海膳食结构

3. 200～350   300～500

4. 120～200　40～75　40～75　40～50

5. 正

6. 30%　40%　30%

7. 维生素 D　钙

(四) 简答题

1. 答案要点:

人群的营养教育主要包括以下主要步骤:

(1) 营养教育计划的设计。

(2) 选择教育途径和资料。

(3) 准备营养教育资料和预试验。

(4) 实施营养教育计划。

(5) 营养教育的评价。

2. 答案要点:

《中国居民膳食指南(2016)》一般人群膳食指南主要内容如下:

第一条,食物多样,谷类为主。

第二条,吃动平衡,健康体重。

第三条,多吃蔬果、奶类、大豆。

第四条,适量吃鱼、禽、蛋、瘦肉。

第五条,少盐少油,控糖限酒。

第六条,杜绝浪费,兴新食尚。

3. 答案要点:

(1) 宝塔分五层,具体内容如下:

① 底层:谷薯类每天应吃 250～400g;

② 第二层:蔬菜类和水果类,每天应吃 300～500 g 和 200～350 g;

③ 第三层:畜禽肉、水产品和蛋类,每天应吃畜禽肉 40～75 g,水产品 40～75 g,蛋类 40～50 g;

④ 第四层:奶类及其制品、大豆及坚果类,每天应吃奶类及其制品 300 g、大豆及坚果类 25～35 g;

⑤ 第五层:油和盐,油脂类每天 25～30 g,盐每天＜6 g。

(2) 宝塔还规定了每天饮水 1 500～1 700 mL,每天活动 6 000 步。

4. 答案要点:

素食人群膳食指南的内容包括:

(1) 谷类为主,食物多样;适量增加全谷类。

(2) 增加大豆及其制品的摄入,每天 50～80 g;选用发酵豆制品。

(3) 常吃坚果、海藻和菌菇。

(4) 蔬菜、水果应充足。

(5) 合理选择烹调油。

(李春玉)

第7章　住院病人的营养调查及营养评价

一、复习题

（一）名词解释

1. 营养风险
2. 营养风险筛查
3. 预后营养指数
4. 营养评价
5. BMI

（二）单选题

1. 单独就餐或在家庭就餐的住院病人常用的膳食调查方法为　　　　　　　（　　）

    A. 询问法　　　　B. 查账法　　　　C. 称重法　　　　D. 化学分析法　　E. 以上全是

2. 主要用于老年患者的营养筛查工具为　　　　　　　　　　　　　　　　（　　）

    A. SGA　　　　　B. MUST　　　　C. MNA　　　　D. NRI　　　　E. NRS 2002

3. 我国住院病人的营养风险筛查首推哪种方法　　　　　　　　　　　　　（　　）

    A. SGA　　　　　B. MUST　　　　C. MNA　　　　D. NRI　　　　E. NRS 2002

4. 肱三头肌皮褶厚度（TSF）主要是用于评估　　　　　　　　　　　　　（　　）

    A. 间接判断体内脂肪储备量　　　　　　　B. 肌肉强度和功能衰退情况

    C. 皮肤营养状况　　　　　　　　　　　　D. 三头肌皮下脂肪分布

    E. 能量与蛋白代谢

5. 反映机体较长时间内的蛋白质营养状况的指标是　　　　　　　　　　　（　　）

    A. 血清前白蛋白　　　　　B. 血清白蛋白　　　　　C. 转铁蛋白

    D. 视黄醇结合蛋白　　　　E. 纤维结合蛋白

6. 人体测量常用指标不包括　　　　　　　　　　　　　　　　　　　　　（　　）

    A. 身高　　　　　B. 体重　　　　C. 臂长　　　　D. 皮褶厚度　　　E. 腰围

7. 我国常用的成人标准体重（kg）公式为　　　　　　　　　　　　　　　（　　）

    A. 身高(cm)－105　　　　B. 身高(m)－100　　　　C. 身高(cm)－15

    D. 身高(m)－50　　　　　E. 身高(cm)－108

（三）填空题

1. NRS 2002 包括四个方面的评估内容，即_____、_____、_____

_____和疾病的严重程度。NRS 2002 评分由三个部分构成：_____、_____和年龄调整评分。

2. 营养评价是通过_____、_____、_____、_____及多项综合营养评价方法等手段,判定机体的营养状况,确定营养不良的类型及程度,估计营养不良后果的危险性,并监测营养治疗的疗效。

（四）简答题

1. 膳食调查的方法有哪些？各自的优缺点及应用范围是什么？
2. 膳食调查结果的评价包括哪些内容？
3. 体格测量常用的指标有哪些,并分别如何进行评价？

二、答案要点及分析

（一）名词解释

1. 营养风险:现存的或潜在的营养和代谢状况所导致的疾病或手术后出现相关的临床结局的可能性。

2. 营养风险筛查:营养风险筛查是由临床医护人员、营养师等实施的快速、简便的筛查方法,用以决定是否需要制定和实施肠外或肠内营养支持计划。

3. 预后营养指数:综合应用4种营养状态评定指标进行评价,是由 Mullen 等于 1980 年提出的,是评价病人术前营养状况和预测术后并发症的发生率与死亡率的综合指标。

4. 营养评价:通过膳食调查、人体测量、临床检查、生化检查及多项综合营养评价方法等手段,判定机体的营养状况,确定营养不良的类型及程度,估计营养不良后果的危险性,并监测营养治疗的疗效。

5. BMI:体质指数,是评价肥胖和消瘦的良好指标,也是反映蛋白质能量营养不良或肥胖症的可靠指标。计算公式 BMI＝体重（kg）/[身高（m）]^2。我国成人 BMI 的评价标准 18.5～23.9 为正常。

（二）单选题

1. A　2. C　3. E　4. A　5. B　6. C　7. A

（三）填空题

1. 人体测量　近期体重变化　膳食摄入情况　营养状况评分　疾病严重程度评分
2. 膳食调查　人体测量　临床检查　生化检查

（四）简答题

1. 答案要点：

	优点	缺点	应用
称重法	准确	费时、费力,不适用大规模	家庭、个人、团体
记账法	简单易行,省时、人、物	时间短不够准确,代表性有影响	账目清楚的机关、部队、学校等食堂

	优点	缺点	应用
24 h回顾法	简单易行，省时、人、物	主观，不太准确，回忆偏倚	家庭、个人
化学分析法	准确	费时、力、财	科研、治疗膳食
频率法	应答者负担轻，应答率高，经济、方便，可调查长期	量化不准确（偏高），遗漏	个人，膳食习惯与某些慢性疾病的关系

2. 答案要点：

（1）能量和营养素的摄入量：将每日能量和营养素摄入量与相对应的 DRIs 相比较，评价摄入量满足营养需要的程度。

（2）能量分配：计算产能营养素的供能比，与 DRIs 相比较。

（3）蛋白质的食物来源：计算每日动物性蛋白质和植物性蛋白质的摄入量、优质蛋白质的摄入量，并计算动/植物性蛋白质比例和优质蛋白质的比例。

（4）脂类的食物来源：计算动物油脂和植物油脂的摄入量，饱和脂肪酸、单不饱和脂肪酸和多不饱和脂肪酸间的比例。

（5）矿物质和维生素的食物来源：分析主要的矿物质和维生素的食物来源。

（6）膳食结构：统计分析后得到膳食的食物组成、能量来源分配情况，评价膳食结构是否合理，并评价病人膳食结构与疾病是否存在可能的相关性。

3. 答案要点：

体格测量常用指标包括身高、体重、皮褶厚度、上臂围、腰围、臀围等，处于生长发育期的儿童可加测头围、胸围及坐高。

（1）身高：直接测量法和间接测量法。

（2）体重：按年龄的体重计算；成人标准体重，体重比，体质指数。

（3）皮褶厚度：包括肱三头肌、肩胛下角、腹部及髋部。

（4）骨骼肌含量测定：包括上臂围、上臂肌围、上臂肌面积。

（5）腰围、臀围和腰臀比。

（张红，宋志秀）

第8章　医院膳食

一、复习题

(一) 名词解释

治疗膳食

(二) 填空题

1. 医院膳食种类很多,通常可分三大类,即_____、_____和_____。
2. 基本膳食按其质地及烹调加工原则分为_____、_____、_____、_____
   四种。
3. 半流质膳食全日提供总能量在_____kcal。
4. 常用的试验膳食有_____、_____、_____
   ____、_____、_____等。

(三) 单选题

1. 下列基本膳食中哪项热能提供最多 　　　　　　　　　　　　　　　　(　)
   A. 治疗膳食　　B. 流质膳食　　C. 普食　　　　D. 半流质膳食　E. 软食
2. 下列哪项不能作为清流质的食物材料 　　　　　　　　　　　　　　(　)
   A. 米粉　　　　B. 青菜　　　　C. 藕粉　　　　D. 豆浆　　　　E. 肉汤
3. 普通膳食的适用范围是 　　　　　　　　　　　　　　　　　　　　(　)
   A. 无发热和无消化道疾病者　　　　B. 消化不良,术后恢复期阶段
   C. 热,体弱,消化道疾病　　　　　　D. 病情严重,吞咽困难,口腔疾病
   E. 术后和急性消化道疾病者
4. 下列哪项属于医院的基本膳食 　　　　　　　　　　　　　　　　　(　)
   A. 高热量膳食　　　　　　B. 高蛋白膳食　　　　　　C. 低蛋白膳食
   D. 低盐膳食　　　　　　　E. 流质膳食
5. 以下哪种病人需高纤维素膳食 　　　　　　　　　　　　　　　　　(　)
   A. 胃十二指肠溃疡恢复期的病人　　B. 患食管、胃底静脉曲张的病人
   C. 患腹泻、痢疾、慢性肠炎的病人　　D. 糖尿病的病人
   E. 胃、肠、肛门手术的病人
6. 李先生,35岁,体温38℃,口腔糜烂,自诉疼痛难忍。根据李先生的病情,应给予哪
   种饮食 　　　　　　　　　　　　　　　　　　　　　　　　　　　(　)
   A. 软食　　　　　　　　B. 半流质膳食　　　　　　C. 流食膳食

  D. 高热量膳食　　　　　　　　E. 高蛋白膳食

7. 氮质血症病人应选用下列哪种膳食　　　　　　　　　　　　　　　　（　　）
  A. 低盐膳食　　　　　　　B. 低蛋白膳食　　　　　　C. 低脂肪膳食
  D. 高脂肪膳食　　　　　　E. 高热量膳食

8. 选用低蛋白膳食的病人，每日膳食中蛋白质供应量　　　　　　　　　（　　）
  A. 1.2～2 g/kg　　　　　　B. 1.0～1.6 g/kg　　　　C. 0.6～0.8 g/kg
  D. 0.8～1.2g/kg　　　　　E. 0.4～0.6 g/kg

9. 大手术后的病人宜采用的膳食　　　　　　　　　　　　　　　　　　（　　）
  A. 高热量低蛋白膳食　　　B. 高蛋白高维生素膳食　　C. 高维生素低蛋白膳食
  D. 高脂肪高蛋白膳食　　　E. 低脂肪高热量膳食

10. 低钠膳食除无盐外还需控制摄入食物中自然存在的含钠量，每日摄入钠量　（　　）
  A. <200 mg　　B. <300 mg　　C. <400 mg　　D. <500 mg　　E. <600 mg

11. 低盐膳食每日食盐摄入量不超过　　　　　　　　　　　　　　　　　（　　）
  A. 1 g　　　　　B. 2 g　　　　　C. 3 g　　　　　D. 4 g　　　　　E. 5 g

12. 无盐膳食全日供钠＿＿＿＿＿＿左右　　　　　　　　　　　　　　　（　　）
  A. 300 mg　　　B. 500 mg　　　C. 700 mg　　　D. 900 mg　　　E. 1200 mg

13. 明显消瘦、营养不良、烧伤、创伤恢复期病人，手术前后、慢性消耗性疾病病人应选
  用下列哪种膳食　　　　　　　　　　　　　　　　　　　　　　　　（　　）
  A. 低盐膳食　　　　　　　B. 低蛋白膳食　　　　　　C. 低脂肪膳食
  D. 高糖膳食　　　　　　　E. 高蛋白膳食

14. 普通膳食应遵循的原则是　　　　　　　　　　　　　　　　　　　　（　　）
  A. 营养素平衡　　　　　　B. 少食多餐　　　　　　　C. 易于咀嚼
  D. 易于消化,无刺激性　　　E. 少用含糖高及油煎食物

15. 严格限制脂肪膳食每日摄入脂肪总量应　　　　　　　　　　　　　　（　　）
  A. <20 g　　　B. <40 g　　　C. <50 g　　　D. <60 g　　　E. <70 g

16. 下列哪项属于治疗膳食　　　　　　　　　　　　　　　　　　　　　（　　）
  A. 低蛋白膳食　　　　　　B. 软食　　　　　　　　　C. 普通膳食
  D. 半流质膳食　　　　　　E. 流质膳食

17. 习惯性便秘病人应选用下列哪种膳食　　　　　　　　　　　　　　　（　　）
  A. 低盐膳食　　　　　　　B. 少渣膳食　　　　　　　C. 高脂肪膳食
  D. 高纤维素膳食　　　　　E. 高蛋白膳食

18. 消化道溃疡病人应选用哪种膳食　　　　　　　　　　　　　　　　　（　　）
  A. 少渣膳食　　　　　　　B. 膳食纤维多的膳食　　　C. 高脂肪膳食
  D. 适量带有刺激性的食物　E. 少量多餐,无须定时定量

19. 下列哪种病人不适于高蛋白膳食　　　　　　　　　　　　　　　　　（　　）
  A. 烧伤　　　　　　　　　B. 低蛋白血症　　　　　　C. 氮质血症
  D. 恶性肿瘤　　　　　　　E. 孕妇乳母

20. 术前病人的营养补充最好选择　　　　　　　　　　　　　　（　　）

    A. 高蛋白膳食　　　　　B. 粗细粮搭配食用　　　　C. 低盐膳食

    D. 低胆固醇膳食　　　　E. 高热能、高维生素膳食

21. 下列哪项属于试验膳食　　　　　　　　　　　　　　　　　（　　）

    A. 低胆固醇膳食　　　　B. 高蛋白膳食　　　　　　　C. 低盐膳食

    D. 低纤维素少渣膳食　　E. 肌酐试验膳食

22. 采用隐血试验膳食的病人在试验期 3 日内,应禁食下列哪些食物　（　　）

    A. 奶类食品　　　　　　B. 猪肝绿色蔬菜　　　　　C. 黄豆制品

    D. 白萝卜菜花　　　　　E. 西红柿土豆

23. 隐血试验膳食适用对象是　　　　　　　　　　　　　　　　（　　）

    A. 疑有消化道溃疡出血患者　　B. 胆结石患者　　　　C. 疑有肠道肿瘤者

    D. 甲状腺功能检查者　　　　　E. 糖耐量异常患者

24. 钾钠定量试验膳食主要用于诊断　　　　　　　　　　　　　（　　）

    A. 高血压　　　　　　　B. 糖尿病　　　　　　　　C. 慢性肾功能不全

    D. 甲状腺功能亢进　　　E. 原发性醛固酮增多症

(四) 简答题

1. 基本膳食的分类有哪些? 每种基本膳食适合怎样的人群?

2. 简述流质的分类与适用范围。

3. 简述治疗膳食种类。

4. 限钠(盐)的膳食包括哪几种? 适合怎样的人群?

二、答案要点及分析

(一) 名词解释

治疗膳食:根据疾病治疗方案的需要,增加或减少某些营养素的摄入数量,调整膳食质地,以达到治疗和辅助治疗目的的膳食。

(二) 填空题

1. 基本膳食　治疗膳食　试验膳食

2. 普通膳食　软食　半流质膳食　流质膳食

3. 1 400～1 600

4. 口服葡萄糖耐量试验膳食　代谢试验膳食　隐血试验膳食　肌酐试验饮食　干膳食

(三) 单选题

1. C　2. D　3. A　4. E　5. D　6. B　7. B　8. C　9. B　10. D　11. C　12. C　13. E　14. A　15. A　16. A　17. D　18. A　19. C　20. A　21. E　22. B　23. A　24. E

(四) 简答题

1. 答案要点:

（1）分类：普通膳食，软食，半流质膳食，流质膳食。

（2）普通膳食：主要适用于体温正常或接近正常、无咀嚼困难、消化功能无障碍以及疾病恢复期的病人。

软食：轻度发热、消化不良、咀嚼功能不佳的病人、恢复期病人、老人及幼儿，也可作为术后病人的过渡饮食。

半流质膳食：适用于高热、患消化道疾病、身体虚弱和口腔疾病的病人，咀嚼吞咽困难的病人以及手术后的病人及刚分娩的产妇等。

流质膳食：高热、口腔咽部手术引起的咀嚼吞咽困难、消化道术前准备及术后病人，危重病人和昏迷病人。

2. 答案要点：

（1）分类：普通流质、清流质、浓流质、冷流质、不产气流质。

（2）各种流质适用范围：

① 食管及胃与肠道大手术前后宜进清流质。

② 口腔、咽喉手术后、化疗后牙龈肿胀、口腔黏膜溃疡咀嚼困难者宜进浓流质。

③ 扁桃体术后最初 1～2 天内宜进冷流质。

④ 腹部手术后宜进食不胀气和忌甜的流质膳食。

3. 答案要点：

高热能膳食、低热能膳食；高蛋白膳食、低蛋白膳食；低脂膳食、低饱和脂肪低胆固醇膳食；低盐膳食、无盐膳食、低钠膳食；生酮膳食；少渣膳食、高纤维膳食；低嘌呤膳食；糖尿病饮食；麦淀粉饮食、肾透析饮食、肾移植术后膳食；肝移植术后膳食。

4. 答案要点：

（1）分类：低盐饮食，无盐饮食，低钠饮食。

（2）适合人群：高血压，心力衰竭，急、慢性肾炎，肝硬化腹水，水肿、妊娠高血压综合征及各种原因引起的钠、水潴留者。

（纪金茹）

第 9 章　营养支持

一、复习题

（一）名词解释

1. 口服营养补充（ONS）
2. 肠内营养（EN）
3. 肠外营养（PN）
4. 肠内营养制剂

（二）单选题

1. 围手术期重度营养不良的患者，连续 5～10 天以上经口摄食不能满足患者营养需求的 60％时，应给予的营养支持方式为　　　　　（　　）
   - A. 肠外营养
   - B. 胃造口
   - C. 经口少量进食
   - D. 直肠营养
   - E. 空肠造口

2. 管饲引起腹泻的原因有　　　　　（　　）
   - A. 营养液温度 37 ℃左右
   - B. 乳糖不耐受
   - C. 喂养速度太慢
   - D. 营养液浓度太低
   - E. 卧床

3. 对肠外营养描述不正确的是　　　　　（　　）
   - A. 常用于肠道梗阻患者
   - B. 安全，无并发症
   - C. 直接由静脉输入各种营养物质
   - D. 可通过周围静脉和中心静脉途径输入营养物质
   - E. 糖类是静脉营养中主要的热能物质

4. 对于术后恢复期患者，胃肠功能尚可，营养支持以＿＿＿＿方式最好　（　　）
   - A. 肠外联合肠内营养
   - B. 周围静脉营养
   - C. 中心静脉营养
   - D. 肠外营养
   - E. 肠内营养

5. 小肠大部分切除术后第 1 天应采用的营养支持方式为　　　　　（　　）
   - A. 胃造口
   - B. 肠外营养
   - C. 口服饮食
   - D. 空肠造口
   - E. 管饲肠内营养

6. 经鼻胃管喂养常见的并发症有　　　　　（　　）
   - A. 气胸
   - B. 吸入性肺炎
   - C. 电解质紊乱

D. 糖代谢紊乱　　　　　　　E. 肝损害

7. 为避免配置好的胃肠营养液污染、变质，下列哪项举措不正确　　　　　（　　）

　　A. 营养液应现配现用

　　B. 保持调配容器的清洁、无菌

　　C. 持续滴注的营养液在室温下放置时间应小于6～8小时

　　D. 每天更换输液管道、袋或瓶

　　E. 暂不用的营养液常温保存，48小时内用完

8. 关于肠外营养液成分的描述正确的是　　　　　　　　　　　　　　　（　　）

　　A. 住院病人其热氮比为(100～150) kcal∶1 g　　B. 氨基酸是肠外营养的唯一氮源

　　C. 应每天常规给予水溶性、脂溶性维生素　　　　D. 多以葡萄糖作为单一能源

　　E. 25％的葡萄糖溶液渗透压不高

9. 肠内营养对比肠外营养的优势不包括下列哪种情况　　　　　　　　　（　　）

　　A. 符合生理　　　　　B. 维护肠屏障功能　　　　C. 避免电解质紊乱

　　D. 维护肝功能　　　　E. 费用更低

10. "全合一"肠外营养混合液中不包括哪种物质　　　　　　　　　　　（　　）

　　A. 微量元素　　　　　　　　　　　　B. 维生素(水溶性和脂溶性)

　　C. 三大主要营养素(葡萄糖、脂肪乳、氨基酸或蛋白质)

　　D. 抗生素　　　　　　　　　　　　　E. 水和电解质

（三）填空题

1. 肠内营养的输注方式有＿＿＿＿＿＿、＿＿＿＿＿＿和＿＿＿＿＿＿＿三种。

2. 肠内营养的配置要求现配现用，暂不用的营养液应置于＿＿＿＿＿＿冰箱内保存，并在＿＿＿＿＿＿内用完。

3. 肠内营养制剂根据组成成分可以分为＿＿＿＿＿＿＿＿、＿＿＿＿＿＿＿＿＿＿＿＿和＿＿＿＿＿＿＿＿＿＿＿三类，可经口和管饲喂养。

4. 营养支持是指经口、肠道或肠外途径为患者提供代谢所需的较全面的营养物质，包括＿＿＿＿＿＿和＿＿＿＿＿＿两种方式。

5. 肠外营养并发症根据其性质和发生的原因可归纳为＿＿＿＿＿＿、＿＿＿＿＿＿、＿＿＿＿＿＿和＿＿＿＿＿＿四类。

6. 肠外营养输注系统由＿＿＿＿＿＿、＿＿＿＿＿＿、＿＿＿＿＿＿、＿＿＿＿＿＿＿组成。

7. 营养支持的内涵可概括为三方面：＿＿＿＿＿＿、＿＿＿＿＿＿、＿＿＿＿＿＿。

8. 临床上是否选择肠内营养以及选择哪种途径需要依据＿＿＿＿＿＿＿＿＿、＿＿＿＿＿、＿＿＿＿＿＿＿＿＿＿＿和＿＿＿＿＿＿＿＿而定。

9. 肠内营养常见的并发症：＿＿＿＿＿＿＿＿＿＿、＿＿＿＿＿＿＿、＿＿＿＿＿、＿＿＿＿＿＿＿＿和＿＿＿＿＿＿＿＿＿。

10. 目前鼻空肠管置管方法主要有＿＿＿＿＿＿＿＿＿、＿＿＿＿＿＿＿＿和＿＿＿＿＿＿＿＿＿三种。

（四）简答题

1. 简述肠内营养的适应证和禁忌证。
2. 请列出全营养混合液（TNA）的配置顺序。
3. 试述肠外营养的并发症。
4. 简述肠外营养的护理内容。
5. 试述肠内营养并发腹泻的原因及防治对策。
6. 试述营养支持途径的选择原则。

二、答案要点及分析

（一）名词解释

1. **口服营养补充（ONS）**：是指将能提供营养素的制剂经口服用，以增加口服营养摄入的一种肠内营养支持方式，通常用于普通食物不能满足机体营养需求的情况。ONS 剂型包括液体、半固体或粉剂。

2. **肠内营养（EN）**：指通过口服或管饲的方法，经胃肠道途径为机体提供代谢所需营养物质的营养支持方式。

3. **肠外营养（PN）**：指经静脉途径为无法经消化道摄取或经消化道摄取营养物不能满足自身代谢需要的患者提供包括氨基酸、脂肪、碳水化合物、维生素及矿物质在内的营养素，以促进合成代谢、抑制分解代谢，维持机体组织、器官的结构和功能。

4. **肠内营养制剂**：是指因特殊医疗目的而设计的营养制品，其特征包括化学成分明确、易消化吸收或不需消化即能吸收、残渣极少、使用方便等。根据组成成分可以分为全营养配方食品、特定全营养配方食品和非全营养配方食品三类，可经口和管饲喂养。

（二）单选题

1. A　2. B　3. B　4. E　5. B　6. B　7. E　8. B　9. C　10. D

（三）填空题

1. 一次性输注　重力滴注　连续输注
2. 4 ℃　24 小时
3. 全营养配方食品　特定全营养配方食品　非全营养配方食品
4. 肠内营养　肠外营养
5. 技术并发症　代谢并发症　感染并发症　肠道并发症
6. 输液袋　导管　输液泵　终端除菌滤器
7. 补充　支持　治疗
8. 患者的病情　胃肠道功能　预计需要管饲的持续时间　患者的意愿
9. 胃肠道并发症　机械性并发症　感染性并发症　代谢性并发症　精神心理方面的并发症
10. 徒手盲插置管　内镜引导置管　X 线引导置管

（四）简答题

1. 答案要点：

肠内营养适应证如下：

① 意识障碍、昏迷和某些神经系统疾病。

② 吞咽困难和失去咀嚼能力。

③ 术前准备和术后营养不良。

④ 超高代谢状态，如严重创伤、大面积烧伤、严重感染等所致机体高代谢、负氮平衡者。

⑤ 消化管瘘，通常适用于低流量瘘或瘘的后期。

⑥ 慢性营养不良，如恶性肿瘤、放疗、化疗患者及免疫缺陷疾病者等。

⑦ 短肠综合征，肠代偿阶段。

⑧ 肠外营养治疗不能满足要求时的补充或过渡。

肠内营养的绝对禁忌证是肠道梗阻。不宜或慎用肠内营养的情况还包括：

① 处于严重的代谢应激状态的病人。

② 顽固性呕吐、严重腹胀或腹腔间室综合征。

③ 胃肠瘘。

④ 3 个月以下的婴儿。

⑤ 小肠广泛切除术后 4～6 周的病人。

⑥ 胃部分切除的病人。

2. 答案要点：

按下列顺序进行配置：① 将电解质、水溶性维生素、微量元素、胰岛素等加入氨基酸或葡萄糖溶液中；② 磷酸盐加入另一瓶氨基酸或葡萄糖溶液中；③ 脂溶性维生素加入脂肪乳剂中；④ 将含有各种添加物的氨基酸和葡萄糖溶液以三通路同时加入 3 L 营养袋中；⑤ 最后加入脂肪乳剂，并不断轻轻摇动使之尽快均匀混合。

3. 答案要点：

根据其性质和发生的原因可归纳为技术性、代谢性、感染性和肠道并发症四类。多数并发症是可以预防和治疗的。

（1）技术并发症：气胸、血胸、血肿，损伤胸导管、动脉、神经，空气栓塞及静脉血栓等。

（2）感染并发症：局部感染、脓毒血症。

（3）代谢并发症：液体量超负荷、糖代谢紊乱、电解质紊乱、酸碱平衡失调、肝脏损害。

（4）肠道并发症：肠道黏膜萎缩，肠屏障受损。

4. 答案要点：

（1）做好人体测量和营养评估。

① 做好临床观察：观察体温、血压、脉搏、呼吸等生命体征是否平稳，判断有无出现感染等并发症、有无胆汁淤积性肝病引起的黄疸。

② 监测体重、血浆蛋白水平（如白蛋白、运铁蛋白、前白蛋白和视黄醇结合蛋白）、氮平衡状态、体液状态和伤口愈合情况。

（2）记录每日的出入水量可判断体液的平衡状况，观察有无水肿和脱水有助于判断 PN

的补液量是否充足或过量。

（3）观察静脉导管的位置是否正确、是否阻塞，并对中心静脉导管进行正规护理。如有异常，应查找原因，及时处理，必要时更换导管。

（4）监测血气分析及实验室检查，了解病人代谢状态，如能量消耗量，呼吸商和每分钟通气量，包括对营养素的耐受（如血糖、血清甘油三酯、血钙、血镁、血磷的水平）以及蛋白分解率（测 24 小时的尿中尿素氮）的变化来判断。

（5）定期监测肾功能、肝功能、血糖、血脂、电解质，及时调整营养支持方案。

5. 答案要点：

原因	防治
吸收不良	采用低脂肪要素型肠内营养
高渗溶液	稀释或改用等渗的溶液
开始速率太高	降低速率，改用连续输注
乳糖耐受不良	采用无乳糖配方
抗生素治疗	服用乳酸杆菌制剂
溶液污染	无菌配置及转移，悬挂时间不超过 8 h
血清白蛋白低	输注人血白蛋白

6. 答案要点：

选择原则是：

（1）肠外营养（PN）与肠内营养（EN）两者之间优先选择 EN。

（2）在早期肠内营养（EEN）与延迟肠内营养（DEN）两者之间优先选择 EEN。

（3）在周围静脉营养（PPN）与中心静脉营养（CPN）之间优先选择 PPN。

（4）肠内营养（EN）不能满足患者营养需求时，用肠外联合肠内营养支持。

（5）当患者营养需求较高或期望短期改善患者营养状况时，用肠外营养。

（6）营养支持时间较长者应设法给予肠内营养。

（徐冬连）

第 10 章　食物与药物的相互作用

一、复习题

(一) 名词解释

1. 双硫仑反应
2. 低血糖反应
3. 酪胺反应

(二) 单选题

1. 影响食物与药物相互作用的因素有　　　　　　　　　　　　　　　　　　　( )

　　A. 年龄　　　　　B. 遗传因素　　　C. 疾病因素　　　D. 药物剂型　　　E. 以上都是

2. 服用单胺氧化酶抑制剂类药物时,食用以下哪种食物可能会引起酪胺反应　( )

　　A. 红酒　　　　　　　　　B. 发酵腌制食品　　　　　　C. 奶酪

　　D. 扁豆　　　　　　　　　E. 均有

3. 下列说法正确的是　　　　　　　　　　　　　　　　　　　　　　　　　( )

　　A. 进食或空腹对药物吸收无影响

　　B. 食物中油脂可促进脂溶性药物吸收

　　C. 药物剂型及辅料与药物之间无相互作用

　　D. 食物中蛋白质、碳水化合物与药物无相互作用

　　E. 酒与药物之间只有药动力学上的相互作用,而无药效学上的作用

4. 王女士有严重的抑郁症,五年来一直服用苯环丙胺,某日吃奶酪后发生了急性血压
升高,剧烈头疼、心悸、恶心、呕吐、出汗、烦躁等症状,该现象称为　　　　　( )

　　A. 面红反应　　　　　　　B. 双硫仑反应　　　　　　　C. 低血糖反应

　　D. 酪胺反应　　　　　　　E. 两相反应

5. 服用头孢类抗生素后饮酒,极易发生下列哪种严重的毒副作用　　　　　　( )

　　A. 面红反应　　　　　　　B. 双硫仑反应　　　　　　　C. 低血糖反应

　　D. 酪胺反应　　　　　　　E. 两相反应

(三) 简答题

1. 食物与药物相互作用的机制有哪些?
2. 饮食是如何影响药物的吸收的?
3. 药物如何影响摄食行为?

4. 药物如何影响营养素代谢过程?

二、答案要点及分析

(一)名词解释

1. 双硫仑反应:某些抑制乙醛脱氢酶或乙醇氧化酶的药物(以双硫仑为代表)与酒精同时摄入,发生面色潮红、头痛心悸、出汗、恶心、呕吐、胸腹疼痛不适以及低血压等现象。

2. 低血糖反应:降糖药与酒精合用时,酒精能刺激体内胰岛素分泌,而且降糖药与酒精都有抑制糖异生作用,两者协同作用,会出现虚弱、神志模糊、意识丧失、激动等低血糖现象。

3. 酪胺反应:在食用富含酪胺食物(奶酪、扁豆、发酵腌制食品以及红葡萄酒)同时服用单胺氧化酶抑制剂类药物,会产生头痛、恶心、呕吐、胸闷、不安、心悸和血压升高等症状,严重时可发生血压剧增和脑血管破裂的现象。

(二)单选题

1. E　2. E　3. B　4. D　5. B

(三)简答题

1. 答案要点:

(1)食物影响药物代谢的两相反应;(2)食物改变药物的运输及药物增强食物中营养素代谢;(3)食物与药物通过改变胃肠道功能而相互影响;(4)食物与药物直接的理化作用。

2. 答案要点:

(1)饮食影响药物溶解性;(2)饮食影响药物胃排空过程;(3)营养素及食物成分影响药物吸收。

3. 答案要点:

(1)药物调节食欲;(2)药物胃肠不良反应降低食欲;(3)药物改变味觉;(4)药物抑制中枢神经系统功能。

4. 答案要点:

(1)药物影响营养素的代谢:药物可以抑制维生素转化为相应的辅酶,或者抑制该维生素参与的酶系统,从而干扰维生素的生理功能;有些药物可以激活肝药酶的活性,促进某些维生素的分解代谢,导致体内储存下降。(2)药物影响营养素的合成和利用:长期服用抗生素类可导致肠道菌群失调,影响维生素 K 的生物合成,导致维生素 K 的缺乏;长期服用强的松、地塞米松等皮质激素类药,可使机体内蛋白质合成减少,促使蛋白质转变为糖原,减少组织对葡萄糖的利用和肾小管对葡萄糖的吸收;又如口服避孕药,除不利于葡萄糖的储存,还影响烟酸和蛋白质的体内合成。(3)药物影响营养素的排泄:有些药物本身就是维生素拮抗剂,通过置换血浆蛋白结合点上的营养素,使某些营养素排出增多,或破坏其功能,从而导致营养素缺乏病。另外,药物可减少肾脏的重吸收,从而增加营养素的排泄。

(宋志秀)

第 11 章　营养与烧伤患者

一、复习题

(一) 填空题

1. 烧伤后基础代谢率随烧伤面积的增加而升高,烧伤面积为 30％～60％时,基础代谢率增高_____。代谢率增加一般在烧伤后_____天达到高峰,以后随创面修复逐渐恢复至正常水平。

2. 烧伤后患者的蛋白质代谢呈现_____,烧伤患者创面渗出液丢失大量的氮。烧伤创面越大,烧伤深度越深,尿氮的排泄量越多,创面丢失氮明显增加,自烧伤后 2～3 天尿氮排出量增加,并持续数天至数周,一般在烧伤后_____周达高峰。

3. 在烧伤后代谢旺盛期,体内的热量主要来源于_____,约占_____。

4. 休克期烧伤病人待血压、心率、呼吸生命体征稳定,胃肠道排气后,建议尽早采用_____(一般烧伤后 48 小时左右),渡过休克期后优先考虑采用_____,并与_____结合。康复期病人可给予_____。

(二) 单选题

1. 《临床诊疗指南 肠外肠内营养学手册》认为,烧伤创面修复需要蛋白质。在严重烧伤创面愈合前,可给予蛋白质_____g/(kg·d)　　　　　　　　　　　　　(　　)
   A. 2　　　　　　　B. 1.5　　　　　　C. 2.5　　　　　　D. 3　　　　　　E. 1

2. 烧伤患者在 2 天后进入分解代谢旺盛期,此时创面坏死组织逐渐脱痂,很容易发生创面细菌感染,甚至出现全身感染。此期应注意提供_____膳食,并逐渐增加蛋白质和能量,纠正负氮平衡,促进创面修复　　　　　　　　　　　　　　　(　　)
   A. 高热量　　　　　　　B. 高蛋白质　　　　　　C. 高维生素
   D. 高矿物质　　　　　　E. 高脂肪高维生素

3. 烧伤休克期患者应激反应严重,此时以静脉补液为主,主要补充水及电解质、多种维生素,采用肠外营养可经中心静脉插管输入以高渗葡萄糖(25％)和高浓度氨基酸溶液为主的静脉营养液。每日可通过中心静脉供给的能量为　　　　　　　　　(　　)
   A. 3 000～5 000 kcal　　　B. 2 000～3 000 kcal　　　C. 2 500～3 500 kcal
   D. 1 500～3 000 kcal　　　E. 2 000～3 500 kcal

(三) 简答题

1. 如何对烧伤病人进行营养风险评估?

2. 烧伤患者的营养治疗有哪些禁忌证？

3. 烧伤患者的肠外营养的适应证和治疗原则包括哪些？

（四）案例分析

1. 医院收治一名烧伤病人，男性，年龄 32 岁，烧伤面积 45％，身高 1.65 m，体重 60 kg，消化道功能尚可。

（1）根据其烧伤面积，是否需要进行营养治疗？

（2）如何计算患者所需能量？

（3）根据患者的烧伤程度以及护理营养学的相关知识，其营养护理的基本措施有哪些？

2. 某女性青年，21 岁，烧伤面积 33％，其中口面部严重烧伤，血压、心率、呼吸生命体征稳定。问题：

（1）该青年应采用什么样的营养治疗方案？

（2）针对该患者应如何进行营养护理？

（3）出院后该青年如何进行营养护理？

二、答案要点及分析

（一）填空题

1. 70％～98％　6～10

2. 负氮平衡　1～2

3. 脂类氧化　80％

4. 肠内营养口服食物　肠内营养　肠外营养　软食或普食

（二）单选题

1. A　2. C　3. A

（三）简答题

1. 答案要点：

由于烧伤深度对应激代谢的影响因素非常大，所以可以根据烧伤面积和烧伤深度来进行划分，作为营养风险筛查工具中"临床状态"（主要指疾病的代谢状态）的评分：① 烧伤面积为 20％～29％或Ⅲ度烧伤面积 5％～9％的患者，代谢状态评分为 2；② 烧伤面积 10％～19％或Ⅲ度烧伤面积 1％～4％的患者，代谢状态评分为 1 分；③ 烧伤面积小于 10％且没有Ⅲ度烧伤时，代谢状态评分为 0。

2. 答案要点：

（1）患者休克期或危重状态下生命体征不稳定。

（2）无烧伤患者营养治疗适应证的情况。

（3）违背伦理学。

3. 答案要点：

对于严重消耗及由于胃肠道功能紊乱和并发应激性溃疡、消化道大出血、败血症、肠梗阻、长时间腹泻而不能采用肠内营养的患者,需实施肠外营养。另外,经口摄食或管饲营养不能满足患者需要时,可同时采用肠外营养。肠外营养时,要注意补充必需脂肪酸、多种维生素和矿物质,必要时加入 ATP、辅酶 A 和胰岛素。烧伤病人肠外营养根据具体情况可通过中心静脉和周围静脉输入,主要取决于准备插管部位及邻近区域的皮肤(颈部及锁骨上下部)有无烧伤或曾有浅度烧伤是否已愈合。

（四）案例分析

1. 答案要点:

（1）烧伤面积≥30％烧伤患者,为烧伤营养治疗的适应证,应给予营养治疗。

（2）根据 Harris-Benedict 公式计算所需能量。

（3）营养护理措施如下:获取患者及其家属同意后为其规划肠内营养支持方案;在烧伤后 4～24 h 即进行肠内营养支持,采用鼻胃管管饲,通过胃肠饲养泵进行持续泵入;应用烧伤热量计算公式计算肠内营养所需热量;采用多种方式向患者与家属宣教肠内营养支持相关知识,并详细记录患者营养摄取情况,严格监测并发症,依据患者具体情况调整营养支持方案。

2. 答案要点:

（1）应采取肠内营养的管饲营养。

（2）开始时浓度要低,输入速度要慢,成人为 40～50 mL/h,3～5 天后可增加到 100～150 mL/h。注意管饲流质浓度不宜过大,以免引起恶心、呕吐,蛋白质过多时还可导致高渗性脱水。上消化道烧伤,可行空肠造瘘,经瘘管进行管饲。开始应先滴注生理盐水,待患者适应后再给予特医食品(短肽型、低脂型、高蛋白型等)营养制剂。肠内营养液最好在输液泵控制下输入,开始为 40 mL/h,以后逐步增至 120 mL/h,温度要保持在 40～42 ℃。为了增加病人的抵抗力,可以适当选择免疫营养制剂如谷氨酰胺、精氨酸、n-3 脂肪酸等制剂。

（3）康复期病人可给予软食或普食。除一日三餐饮食,为保持手术切痂植皮成功,促进创面愈合,鼓励患者增加富含蛋白质的瘦肉类、大豆、牛奶的摄入,若食量小,可适量补充乳清蛋白;增加补充含锌丰富的食物如牛肉、花生、紫菜、肝脏等;同时重视补充含维生素 C 丰富的新鲜蔬菜及水果。

（张红）

第 12 章　营养与手术和短肠综合征

一、复习题

（一）名词解释

1. 围手术期

2. 短肠综合征（short bowel syndromle，SBS）

（二）填空题

1. 手术创伤引起术后早期_____的升高，实际为一种保护性反应。

2. 手术前营养供给，对于发热患者，按体温每升高 1 ℃增加基础代谢_____％计算。一般术前，每日能量供给可在_____kcal。

3. 手术造成机体能量的大量消耗，应供给充足的能量以减少机体组织消耗，促进创伤修复。卧床休息的男性患者每日应供给能量_____kcal，女性为_____kcal。下床活动后，应增加到_____kcal。

4. 切除小肠达_____％以上或剩余小肠不足_____cm 就可引起短肠综合征。

5. 短肠综合征的主要临床表现为_____和_____。

（三）单选题

1. 通常而言，围手术期为　　　　　　　　　　　　　　　　　　　（　　）
   A. 术前 14 天至术后 7 天　B. 术前 7 天至术后 14 天　C. 术前 5 天至术后 14 天
   D. 术前 3 天至术后 7 天　　E. 术前 7 天至术后 7 天

2. 手术前营养供给的三大产能物质所占比例　　　　　　　　　　　　（　　）
   A. 碳水化合物 55％，蛋白质 20％～25％，脂肪 15％～20％
   B. 碳水化合物 45％，蛋白质 25％～35％，脂肪 25％～30％
   C. 碳水化合物 65％，蛋白质 15％～20％，脂肪 15％～20％
   D. 碳水化合物 65％，蛋白质 25％～30％，脂肪 10％～20％
   E. 碳水化合物 55％，蛋白质 15％～20％，脂肪 25％～30％

3. 参照 ESPEN 指南，术前营养不良的规范治疗应遵循五阶梯治疗原则，其中最基础的措施是　　　　　　　　　　　　　　　　　　　　　　　　　　　（　　）
   A. 饮食＋营养教育　　　B. 全肠内营养　　　　　C. 口服营养补充剂
   D. 部分肠外营养　　　　E. 全肠外营养

4. 短肠综合征在临床分为三期,其中以腹泻为主要症状的发生在 （　　）

A. 术后 2 年　　　　　　B. 术后 6 个月　　　　　　C. 术后 1 年

D. 术后 2 个月　　　　　E. 术后 15 个月

（四）简答题

1. 围手术期营养支持要实现哪些目标?

2. 术前营养治疗的适应证有哪些?

3. 术后营养治疗的适应证有哪些?

4. 对于胃肠道手术的患者应采取哪些营养治疗?

5. 短肠综合征营养支持的策略是什么?

（五）案例分析

1. 患者程某某,女,54 岁,未婚,因腹痛、腹泻伴呕吐 9 小时入院,诊断为肠梗阻伴腹膜炎。全麻下行剖腹探查＋坏死肠段切除术,将坏死肠段切除约 400 cm。患者术后 15 天拆除切口缝线及减张缝线后出院,仍有腹泻,每天排便 5～6 次。问题:

（1）该患者患何种疾病?

（2）该病有何特点?

（3）如何对患者进行营养治疗?

2. 患者,男,73 岁,胃部不适、偶感隐痛半年,近日时有呕吐,饮食差。身高 170 cm,体重 55 kg。4 个月前开始常感胃部不适,时伴隐痛;近 2～3 个月食量明显减少,消瘦,体重减轻近 6 kg。神情淡漠,消瘦;腹平,无明显压痛,肠鸣音少;皮肤弹性略差;两下肢轻度凹陷性水肿。入院诊断:胃窦部癌、幽门梗阻、低蛋白血症、电解质紊乱。问题:

（1）该患者是否存在营养风险?

（2）术前如何进行营养治疗,采用哪种方式?

（3）术后如何对患者进行营养治疗?

二、答案要点及分析

（一）名词解释

1. 围手术期:是指从确定实施手术治疗时起,到与此次手术相关的治疗基本完成的一个时间段,包含手术前、手术中及手术后的一段时间。

2. 短肠综合征:是指广泛小肠切除(包括部分结肠切除)术后,残留的功能性肠管不能维持病人营养需要的吸收不良综合征。临床以严重腹泻、体重减轻、进行性营养不良和水、电解质代谢紊乱为特征,影响机体发育,致死率较高。

（二）填空题

1. 血糖

2. 13　2 000～2 500

3. 2 000　1 800　2 600～3 000

4. 70　200

5. 腹泻　营养不良

（三）单选题

1. B　2. C　3. A　4. D

（四）简答题

1. 答案要点：

（1）纠正营养物质的异常代谢。

（2）提供合理的营养底物，尽可能将机体的分解代谢降低到合理水平，预防和减轻营养不良，保证肌肉容量，促进创伤愈合。

（3）减轻组织氧化应激、精确调节血糖。

（4）通过特殊营养物调节机体的炎症免疫反应，增强肠道的黏膜屏障功能，减少内毒素和细菌易位，预防肠源性感染，预防多脏器功能障碍综合征（MODS），加速术后的恢复。

2. 多针对严重营养不良的患者（NRS2002≥3 分），围手术期营养治疗能改善手术预后。欧洲肠外肠内营养学会（ESPEN）工作组对严重营养不良的定义是（至少满足以下一条）：（1）6 个月内体重下降 10%～15%；（2）体重指数＜18 kg/m^2；（3）主观全面评估法 SGA 法为 C 级；（4）血清蛋白＜30g/L。应在手术前 10～14 天进行营养治疗。

3. 术后营养诊断近似于术前，但营养治疗指征不同。对于一般手术创伤患者，术后数天基本可以过渡到经口膳食，只要注意细软易消化、搭配合理即可，无须术后营养治疗，但对于以下几类患者，需进行合理的术后营养治疗。

（1）术前营养治疗患者，术后应继续营养治疗。

（2）严重营养不良而术前未进行营养治疗者，术后应进行营养治疗。

（3）术后估计超过 1 周以上不能进食的患者，需进行营养治疗补充。

（4）术后出现严重并发症的患者，因代谢需要量增加和禁食时间延长，需进行营养治疗。

4. 对于胃肠道手术患者可采用以下治疗方案：① 术后肠道功能恢复前，可采用肠外营养支持。② 术后早期可选用特殊医用食品如短肽类制剂，逐渐增加菜汁、果汁、牛乳、稀粥、烂面条等，由流食过渡到普食。③ 肠道功能初步恢复后，宜选用高蛋白、少渣食物，如蛋类、鱼肉、乳类及其制品等。烹调方式采用蒸、煮、炖、煨等，使食物易于消化。同时加强补充含铁丰富、易吸收的食物如鸡肝、鸭肝、猪肝及动物血类物品，含维生素 B_{12} 及叶酸丰富的肉类、动物内脏、鱼类及蛋类，富含维生素 C、维生素 B_2 的食物，预防贫血，采用少量多餐，逐渐扩大胃容量。

5. 短肠综合征最主要的问题是保证有效的营养摄入。由于手术大段肠管切除可造成机体分解代谢增加，加之肠道面积缩短，营养物质的消化吸收面积减少，故应尽早进行营养支持。营养需要量因人而异，应以患者能量代谢测定、体成分测定、氮平衡测定、血浆蛋白水平、C 反应蛋白及炎性因子的测定、肝肾功能及电解质的测定、残余肠管部位、长度及临床分期为依据制定个体化的营养支持方案。短肠综合征的营养支持分为肠外营养和肠内营养，途径选择的主要依据为 SBS 患者残存肠道的长度和功能情况,若残存肠道具有一定代偿功能,可安全进行营养支持,首选肠内营养。

（五）案例分析

1. 答案要点:

（1）该患者由于手术切除小肠 400 cm,可能会患有短肠综合征。

（2）临床以严重腹泻、体重减轻、进行性营养不良和水、电解质代谢紊乱为特征,影响机体发育,致死率较高。

（3）短肠综合征最主要的问题是保证有效的营养摄入。由于手术大段肠管切除可造成机体分解代谢增加,加之肠道面积缩短,营养物质的消化吸收面积减少,故应尽早进行营养支持。短肠综合征的营养支持分为肠外营养和肠内营养,途径选择的主要依据为 SBS 患者残存肠道的长度和功能情况,若残存肠道具有一定代偿功能,可安全进行营养支持,首选肠内营养。

2. 答案要点:

（1）根据 NRS 2002 和 PG-SGA 判断该患者具有营养风险,应给予术前营养支持治疗。

（2）由于胃肠道肿瘤以及术前准备,应采用中心静脉营养,以便术中、术后进行营养支持和生命体征监测。营养治疗原则如下:能量供给增加基础代谢的 10% 左右,每日能量供给可在 2 000～2 500 kcal。碳水化合物作为主要的能量来源,应占每日总能量的 65%。脂肪略低于正常人,应占每日总能量的 15%～20%。蛋白质供应必须充足,应占每日总能量的 15%～20%,或按 1.5～2.0 g/(kg·d) 计算,其中 50% 以上应为优质蛋白质。每天可供给维生素 C 100 mg,维生素 B_1、B_2 各 5～6 mg,维生素 PP（烟酸）50mg,有凝血机制障碍者加用维生素 K 15 mg,一般从术前 7～10 天开始补充。

（3）术前营养治疗患者,术后应继续营养治疗。对于胃肠道手术患者可采用以下治疗方案:① 术后胃肠道功能恢复前,可采用肠外营养支持。② 术后早期可选用特殊医用食品如短肽类制剂,逐渐增加菜汁、果汁、牛乳、稀粥、烂面条等,由流食过渡到普食。③ 肠道功能初步恢复后,宜选用高蛋白、少渣食物,如蛋类、鱼肉、乳类及其制品等。烹调方式采用蒸、煮、炖、煨等,使食物易于消化。同时加强补充含铁丰富、易吸收的食物如鸡肝、鸭肝、猪肝及动物血类物品,含维生素 B_{12} 及叶酸丰富的肉类、动物内脏、鱼类及蛋类,富含维生素 C、维生素 B_2 的食物,预防贫血,采用少量多餐,逐渐扩大胃容量。

（张红）

第 13 章 营养与呼吸系统疾病

一、复习题

(一) 填空题

脂肪、碳水化合物和蛋白质的呼吸商分别为_____、_____和_____,对呼吸衰竭患者进行营养治疗时,应满足机体的能量及_____的需要,以_____类饮食为主,并注意营养治疗过程中_____的发生。

(二) 单选题

1. 以下关于营养不良对呼吸系统疾病的影响正确的是　　　　　　　　　　( )
   A. 营养不良患者的肺部结构功能不会发生改变
   B. 营养不良患者的肺组织损伤修复能力不会受损
   C. 营养不良会使肺表面活性物质合成障碍
   D. 营养不良患者的通气调节反射与营养状况良好的人一样
   E. 营养不良患者的肺部感染概率与营养状况良好的人一样

2. 以下不属于结核病代谢特点的是　　　　　　　　　　　　　　　　　( )
   A. 消耗大　　　　　　 B. 营养摄入量不足　　　　 C. 营养不良
   D. 体重减轻　　　　　 E. 正氮平衡

3. 对于呼吸衰竭患者营养支持的说法错误的是　　　　　　　　　　　　( )
   A. 呼吸衰竭病人静脉输注葡萄糖需注意输注量和速度
   B. 避免过多碳水化合物摄入导致的酮症及肺通气负担
   C. 补充足量优质蛋白
   D. 增加脂肪摄入
   E. 注意补充维生素 A

(三) 简答题

1. 简述慢性阻塞性肺疾病(COPD)营养治疗的原则。
2. 简述肺结核的营养治疗要点。

(四) 案例分析

1. 社区卫生服务中心来了一位老大爷,称自己患有 COPD,才出院回家,向你请教关于营养护理的知识以及解答自己的疑惑:
   (1) 为什么我总容易觉得胸闷、喘不上气儿?

　　（2）我每天按常进餐，为什么还要进行营养支持？

　　（3）营养补充需要注意哪些问题？

2. 某男性青年，24岁，因喘息、气急、胸闷半小时入院，熬夜加班工作1周，睡眠差，食纳差，有食物过敏史，母亲有哮喘史，胃肠功能良好。问题：

　　（1）该青年可能患何种疾病？

　　（2）这种病有何特点？

　　（3）出院后该青年如何进行营养护理？

3. 患者，男，46岁，咳嗽、咳痰、胸闷6年，近3个月加重，伴盗汗，痰中带血，体重减轻5kg，食纳差，精神欠佳。门诊胸部X片显示双肺弥漫性结节，有空洞，痰涂片显示阳性，经联合药物治疗，症状稍有好转。问题：

　　（1）该患者患何种疾病，病原体是什么？

　　（2）该病有何特点？

　　（3）如何对患者进行营养治疗？

二、答案要点及分析

（一）填空题

　　0.7　1.0　0.8　蛋白质　高脂低糖　并发症

（二）单选题

　　1. C　2. E　3. D

（三）简答题

1. 答案要点：

尽早供给足够的热能、蛋白质、维生素以及充足的水分。肠内营养优先，危重病人、重度营养不良和机械辅助通气者或肠内营养不能满足营养摄入需要者，可采用肠外营养。当疾病状况好转，再过渡到肠内营养。

2. 答案要点：

供给足够的能量及营养素，增加蛋白质、维生素以及无机盐类的供应，外科术后病人予肠内或肠外营养，补充必需与非必需氨基酸如精氨酸和谷氨酰胺，促进伤口愈合。

（四）案例分析

1. 答案要点：

（1）慢性阻塞性肺疾病（COPD）是一类以气道气流受限为特征的呼吸道疾病，呈进行性发展，气流受限不完全可逆。

（2）慢性阻塞性肺疾病患者大多伴有蛋白质热能营养不良，住院患者的发生率可高达50%以上。有效的营养支持是COPD患者的重要辅助治疗手段，有助于降低呼吸道感染和呼吸衰竭的发生。

（3）提供高热量、高蛋白、丰富维生素、易消化的食物，少食多餐，避免辛辣刺激。热量比例碳水化合物占50%～55%，脂肪占25%～30%，蛋白质占15%～20%，其中优质蛋白质占 50％以上。供给清淡易消化的软食或半流质,在两餐之间可以少量多次给予浓缩食物,以避免疲乏。忌用辛辣、油腻、海腥、产气类食品。

2. 答案要点:

(1) 支气管哮喘。

(2) 支气管哮喘是一种以嗜酸性粒细胞、肥大细胞反应为主的气道慢性炎症。此种炎症常伴随引起气道反应性增高,导致反复发作的喘息、气促、胸闷和(或)咳嗽等症状,多在夜间和(或)凌晨发生,此类症状常伴有广泛而多变的气流阻塞,可以自行或通过治疗而逆转。

(3) 适当的体育锻炼;避免食用过敏食物;饮食调养:多摄入富含优质蛋白质的食物如瘦肉、肝、蛋、家禽、大豆及豆制品等;改善居住环境。

3. 答案要点:

(1) 肺结核,结核分枝杆菌。

(2) 结核分枝杆菌由排菌的肺结核患者排出,经呼吸道传播,感染人体后,处于隐性带菌状态,当人体免疫力下降时发病。肺结核是一种慢性消耗性疾病,营养因素对结核病的发生、发展、治疗及康复具有重要作用。

(3) 肺结核病人每天饮食中不但要有足够的总热量,还要有足量完全的营养素,最重要的就是增加蛋白质、维生素以及无机盐类的供应。外科治疗肺结核病人术后早期可通过肠内或肠外营养给予病人营养支持以满足病人对能量、蛋白质及其他各种营养物质的需求,可给予精氨酸和谷氨酰胺进行营养支持。

(张小强)

第14章 营养与循环系统疾病

一、复习题

(一) 填空题

1. 深海鱼油含丰富的_____和_____,植物油含_____较多,一般膳食_____、_____和_____比例以_____：_____：_____为宜。

2. 取消了对正常人每日胆固醇摄入低于 300 mg/d 的限制,不代表吃得越多越好,尤其血脂异常人群仍应限制_____的摄入。

3. 血浆_____水平与冠心病的发病显著相关,其代谢需要_____、_____和_____作为重要辅助因子。

4. DASH 膳食特点为:富含_____、水果,包括_____、禽类、_____和坚果。

5. 长链多不饱和脂肪酸尤其是_____和_____系列多不饱和脂肪酸在防治冠状动脉粥样硬化性心脏病方面起重要作用,中国营养学会建议两者比例为_____：_____为宜。

(二) 单选题

1. 高脂血症与饮食因素的关系中,不正确的是 （ ）
   A. 膳食总脂肪摄入量是影响血浆胆固醇水平的主要因素
   B. 亚油酸、亚麻酸可升高血浆胆固醇和低密度脂蛋白的水平
   C. 饱和脂肪酸可以显著升高血浆胆固醇和低密度脂蛋白的水平
   D. 多不饱和脂肪酸可使血浆胆固醇和低密度脂蛋白的水平降低
   E. 反式脂肪酸可以显著升高血浆胆固醇和低密度脂蛋白的水平

2. 动脉粥样硬化患者 （ ）
   A. 控制胆固醇摄入,不必限制碳水化合物摄入
   B. 蛋白质对胆固醇转运无益
   C. 维持理想的体重
   D. B 族维生素有促进能量利用的功能,所以应该限制
   E. 可以增加反式脂肪酸摄入

3. 心肌梗死营养治疗原则是　　　　　　　　　　　　　　　　（　　）

A. 低能量、低碳水化合物、低脂肪　　　B. 低能量、低糖、低胆固醇

C. 低盐、低脂肪、低胆固醇、少食多餐　　D. 低能量、低脂肪、高蛋白

E. 低能量、低糖、高蛋白

4. 高血压营养治疗不正确的是　　　　　　　　　　　　　　　　（　　）

A. 适量控制能量　　　　　　　　　　　B. 适量控制食盐量

C. 降低脂肪和胆固醇摄入　　　　　　　D. 利尿排钾

E. 控制饮酒

5. 高血压饮食禁忌食品是　　　　　　　　　　　　　　　　　　（　　）

A. 腌制品、浓茶、咖啡　　　B. 牛奶、鱼、虾　　　C. 豆制品

D. 芹菜、胡萝卜　　　E. 海带、木耳

6. 充血性心力衰竭营养治疗原则　　　　　　　　　　　　　　　（　　）

A. 少量多餐、控制能量、限盐、增加蛋白质

B. 少量多餐、控制能量、限盐、限水、增加维生素和矿物质

C. 控制能量、低脂肪、低胆固醇

D. 控制能量、低脂肪、高蛋白

E. 低能量、低糖、低胆固醇

7. 动脉粥样硬化营养治疗不正确的是　　　　　　　　　　　　　（　　）

A. 能量控制以维持理想体重为宜

B. 脂肪供给占总能量的 25%，最多不超过 30%

C. 限制胆固醇摄入，治疗膳食中不应超过 200 mg/d

D. 选用复合碳水化合物，占能量 60%

E. 保证充足的膳食纤维摄入

（三）简答题

1. 简述血脂异常的营养治疗原则。

2. 冠心病的营养防治有哪些具体措施？

3. 心肌梗死的营养治疗包括哪些内容？

4. 出血性脑卒中患者的营养护理要点是什么？

5. 简述膳食脂类与动脉硬化的关系。

（四）案例分析

1. 门诊病人，男，50 岁，身高 178 cm，体重 85 kg，头痛、头晕、失眠、耳鸣、烦躁、精力不易集中并容易出现疲劳。患者有高血压家族史。临床检查发现：收缩压 185 mmHg，舒张压 110 mmHg，血清总胆固醇 5.2 mmol/L，甘油三酯 1.6 mmol/L。

（1）该患者被诊断为什么疾病？

（2）针对该病营养治疗原则是什么？

（3）适宜吃的食物有哪些？

2. 患者,女,58 岁,身高 158 cm,体重 75 kg,眼睑黄斑瘤。患者近来常有头晕、嗜睡症状。检查结果:收缩压 135 mmHg,舒张压 85 mmHg,血清总胆固醇 8.2 mmol/L,甘油三酯 1.6 mmol/L。

(1) 该患者考虑的诊断是什么?

(2) 该患者的饮食治疗原则为什么?

二、答案要点及分析

(一)填空题

1. EPA DHA 不饱和脂肪酸 饱和脂肪酸 单不饱和脂肪酸 多不饱和脂肪酸 1 1 1

2. 胆固醇

3. 同型半胱氨酸 维生素 B_6 维生素 B_{12} 叶酸

4. 蔬菜 全谷类 鱼类

5. $n-6$ $n-3$ 4～6 1

(二)单选题

1. B 2. C 3. C 4. D 5. A 6. B 7. B

(三)简答题

1. 答案要点:

(1) 以平衡膳食为基础,保持理想体重,控制总能量摄入。

(2) 限制膳食脂肪尤其是饱和脂肪酸和胆固醇的摄入。

(3) 摄入适量的蛋白质和碳水化合物。

(4) 摄入充足的维生素和矿物质。

(5) 清淡饮食,少盐、戒烟、限酒。

2. 答案要点:

(1) 在平衡膳食的基础上限制总热量摄入,保持理想体重。

(2) 限制饱和脂肪酸和胆固醇的摄入。

(3) 提高植物性蛋白质的摄入,少吃甜食。

(4) 保证充足的膳食纤维和多种维生素。

(5) 供给充足的维生素和矿物质,保证适当的矿物质和抗氧化营养素。

(6) 饮食清淡、低盐,限酒,多吃富含植物化学物的食物。

3. 答案要点:

(1) 限制热量摄入、减轻心脏负担。急性心梗伴心功能不全,发病初期以流质为主,每日少量多餐。病情好转后逐步过渡到半流食、低脂软食。

(2) 饮食平衡、清淡、有营养。

(3) 注意水和电解质的平衡。

4. 答案要点：

（1）伴意识障碍、消化道出血的病人应禁食 24～48 小时。

（2）生命体征平稳、无颅内压增高及严重上消化道出血者，可以开始流质饮食。昏迷者可插鼻胃管进行鼻饲，保证有足够热量、蛋白质、维生素和膳食纤维的摄入。根据病人的具体情况调整饮食中的水和电解质。

5. 答案要点：

近年研究表明，膳食脂肪的种类对动脉粥样硬化的影响更为重要。饱和脂肪酸是导致血胆固醇升高的主要脂肪酸。以富含单不饱和脂肪酸的油脂如橄榄油和茶油替代富含饱和脂肪酸的油脂，可以降低 LDL-胆固醇、甘油三酯水平。长链多不饱和脂肪酸，尤其是 $n-3$ 与 $n-6$ 系列多不饱和脂肪酸在防治动脉粥样硬化方面起重要作用。反式脂肪酸明显增加冠心病的风险。

（四）案例分析

1. 答案要点：

（1）高血压。

（2）控制总能量摄入，尤其是高能量、高脂肪食物的摄入，适当控制主食用量。增加运动，每天进行适当的运动，时长 30 分钟左右，运动后心率以（170－年龄）次/分为宜。减少钠盐的摄入，烹调时使用控盐勺，减少味精、酱油等调味品用量，少食或不食含钠盐量较高的加工食品，如咸菜、火腿肠等。

（3）高血压患者宜多食用有降压功能的食物如芹菜、番茄、胡萝卜、海带等，以及降脂功能的食物如山楂、大蒜、香菇、黑木耳等。多摄入新鲜蔬菜和水果。多食用富含钙、镁、钾等元素的食物如乳类、豆类，富含镁的食物如鲜豆、香菇、菠菜等，富含钾的食物如新鲜绿色叶菜、香蕉等。

2. 答案要点：

（1）高胆固醇血症。

（2）降低体重，配合饮食治疗。

① 控制总能量摄入，适当增加运动量，控制体重在理想体重范围内。

② 限制脂肪和胆固醇的摄入，对于重度高胆固醇血症患者，胆固醇摄入量少于 200 mg/d。

③ 摄入适量的蛋白质和碳水化合物，多选择植物性蛋白质尤其是大豆蛋白，主食粗细搭配。

④ 摄入充足的维生素、矿物质，多吃新鲜蔬菜和水果。

⑤ 饮食清淡、少盐，限制饮酒。

（马东波）

第 15 章　营养与消化道疾病

一、复习题

(一) 填空题

1. 胃食管反流病营养治疗的目的在于减轻_____,帮助_____修复,通过调整饮食结构防治_____。

2. 慢性萎缩性胃炎患者可适当增加_____、_____等食物的摄入以刺激胃酸分泌。

3. 十二指肠溃疡患者宜在_____加餐,可减少_____疼痛,有利于睡眠。

4. 腹泻的营养治疗目的是供给_____的营养,防止_____发生,及时纠正_____失衡,减少_____刺激,缓解症状促进康复。

5. 便秘患者每日饮水在_____mL 以上,同时要减少摄入含_____和_____的食物,如_____和_____等,限制饮酒。

(二) 单选题

1. 以下对影响胃食管反流的膳食营养因素描述错误的是　　　　　　　　(　　)

   A. 蛋白质可以降低下食管括约肌的抗反流功能

   B. 巧克力、咖啡、酒精会增加胃食管反流

   C. 含脂肪高的食物会降低下食管括约肌的抗反流功能

   D. 酸性或辛辣食物刺激性强,易引起胃食管部的烧灼感

   E. 食管括约肌松弛的患者不宜吃高脂肪食物

2. 胃食管反流患者的宏量营养素摄入原则是　　　　　　　　　　　　(　　)

   A. 高蛋白质、高脂肪、低碳水化合物

   B. 适量蛋白质、低脂肪、充足碳水化合物

   C. 适量蛋白质、高脂肪、充足碳水化合物

   D. 低蛋白质、低脂肪、充足碳水化合物

   E. 低蛋白质、高脂肪、低碳水化合物

3. 以下五组食物最适合胃食管反流患者吃的是　　　　　　　　　　　(　　)

   A. 巧克力、奶油蛋糕、黄油饼干　　　　B. 低脂牛奶、豆浆、鲜榨果汁

   C. 油炸豆腐、腌咸肉、烤肠　　　　　　D. 咖啡、浓茶、果醋饮料

   E. 烤鸡皮、炸猪排、蹄髈汤

4. 以下符合急性胃炎的营养代谢变化特点的是 （   ）

    A. 能量代谢呈正平衡状态　　　　　　B. 电解质代谢紊乱

    C. 不易缺乏维生素　　　　　　　　　D. 机体水分排泄减少

    E. 以上都不是

5. 下列急性胃炎的营养治疗原则错误的是 （   ）

    A. 急性期应卧床休息　　　　　　　　B. 发病 24～48 小时内禁食

    C. 急性期症状缓解后可进食豆浆　　　D. 如呕吐、腹泻时要及时补充糖盐水

    E. 缓解期进食低脂少渣膳食

6. 下列五组食物符合慢性浅表性胃炎患者选择的是 （   ）

    A. 寿司、煎鸡蛋、鱼汤　　　　　　　B. 苏打饼干、牛奶、豆腐

    C. 巧克力面包、苹果、咖啡　　　　　D. 米饭、炸猪排、拌黄瓜

    E. 黄油曲奇、煎鱼柳、奶油蘑菇汤

7. 下列饮食习惯中促进消化性溃疡发生发展的是 （   ）

    A. 喜欢吃冷饮、生食的　　　　　　　B. 喜欢吃很辣的食物

    C. 经常因为情绪不好靠吃的方式发泄　D. 长期酗酒

    E. 以上都是

8. 消化性溃疡患者营养不良的原因是 （   ）

    A. 进食量减少　　　　B. 消化能力减弱　　　　C. 限制饮食

    D. 胃黏膜受损　　　　E. 以上都是

9. 消化性溃疡患者营养治疗的目的是 （   ）

    A. 减少和缓冲胃酸分泌　　　　　　　B. 修复损伤的黏膜组织

    C. 促进溃疡面的愈合　　　　　　　　D. A＋B

    E. A＋B＋C

10. 炎症性肠病患者的常见表现是 （   ）

    A. 消瘦体型　　　　　　　　　　　　B. 水及电解质紊乱

    C. 能量蛋白质营养不良　　　　　　　D. 贫血、骨质疏松

    E. 以上都是

11. 以下符合炎症性肠病患者蛋白质供给原则的是 （   ）

    A. 0.6～0.8 g/kg　　　　B. 0.8～1.0 g/kg　　　　C. 1.0～1.5 g/kg

    D. 1.5～2.0 g/kg　　　　E. ＞2.0 g/kg

12. 炎症性肠病患者应适当补充富含必需脂肪酸的食物,下列哪组符合 （   ）

    A. 黄油　　　　B. 亚麻籽油　　　　C. 猪油

    D. 椰子油　　　　E. 奶油

13. 下列哪种腹泻类型是因食物消化不良引起的 （   ）

    A. 渗透性腹泻　　　　　　　　　　　B. 分泌性腹泻

    C. 渗出性腹泻　　　　　　　　　　　D. 胃肠动力失常性腹泻

    E. 以上都不是

14. 腹泻急性期的患者宜选择下列哪组食物　　　　　　　　　（　　）

    A. 炒饭、冬瓜排骨汤、拌黄豆芽　　　　　B. 鸡汤面疙瘩、醋熘白菜、盐水鸭

    C. 米汤、稀藕粉、脱脂奶　　　　　　　　D. 水饺、上汤菠菜、红烧鱼

    E. 以上都可以

15. 下列哪种便秘类型与饮食无关　　　　　　　　　　　　　（　　）

    A. 痉挛性便秘　　　　　B. 梗阻性便秘　　　　　C. 无力性便秘

    D. A＋C　　　　　　　　E. A＋B＋C

16. 无力性便秘患者宜补充下列哪种营养素　　　　　　　　　（　　）

    A. 蛋白质　　　　　　　B. 水　　　　　　　　　C. 葡萄糖

    D. 膳食纤维　　　　　　E. B＋D

（三）简答题

1. 胃食管反流病的营养治疗原则是什么？

2. 简述慢性胃炎患者的食物选择原则。

3. 急性胃炎缓解期的营养治疗原则是什么？

4. 消化性溃疡患者的营养护理原则是什么？

5. 简述炎症性肠病的营养治疗原则。

6. 腹泻患者的营养护理原则是什么？

（四）案例分析

1. 患者张先生，43 岁，近一周感觉胸口灼烧感明显，饭后呈加重趋势，到医院行胃镜检查后诊断为"慢性食管炎、慢性浅表性胃炎"。请从营养与护理的角度对患者进行干预。

    （1）如何正确为患者选择食物？

    （2）如何纠正不良生活习惯？

2. 患者吴女士，65 岁，因"随家属在外就餐后出现腹痛、腹泻 2 天"来我院就诊，自诉每天排便 7～8 次，呈水样便，量不计，腹泻期间未进食，仅饮用少量温水，面色苍白，四肢乏力。请根据患者的临床表现回答以下问题：

    （1）患者是腹泻吗？

    （2）腹泻的营养治疗原则是什么？

    （3）如何正确为患者选择食物？

二、答案要点及分析

（一）填空题

1. 胃肠负担　黏膜　营养不良

2. 瘦肉汤　鱼汤

3. 睡前　饥饿性

4. 充足　营养不良　水和电解质　肠道

5. 1 500　茶碱　咖啡因　浓茶　咖啡

（二）单选题

1. A　2. B　3. B　4. B　5. C　6. B　7. E　8. E　9. E　10. E　11. D　12. B　13. A　14. C　15. B　16. E

（三）简答题

1. 答案要点：

（1）控制能量摄入。

（2）适量摄入蛋白质。

（3）减少脂肪摄入。

（4）充足的碳水化合物。

（5）充足的维生素和矿物质。

（6）科学饮水。

（7）适量膳食纤维。

2. 答案要点：

（1）根据胃酸分泌情况决定动物性食物的选择和烹调，以肌肉纤维短的为主。

（2）多用新鲜、不含粗纤维的蔬菜和水果。

（3）适量食用牛奶或奶制品。

（4）主食宜选用易消化的淀粉类。

3. 答案要点：

（1）低脂少渣饮食。

（2）避免粗纤维高的食物。

（3）细嚼慢咽。

（4）少量多餐。

（5）合理烹调。

（6）调整情绪。

4. 答案要点：

（1）注意休息，劳逸结合。

（2）规律饮食，均衡营养。

（3）病情监测。

（4）正确选择食物。

5. 答案要点：

（1）充足的能量。

（2）高蛋白膳食。

（3）限制脂肪。

（4）丰富的维生素和矿物质。

（5）水分充足。

（6）限制膳食纤维。

（7）合理餐次制度。

6. 答案要点：

（1）及时对症治疗。

（2）卧床休息。

（3）建议采用低脂少渣、易消化的饮食。

（4）不滥用止泻药。

（5）注意患者心理状况的评估与护理。

（四）案例分析

1. 答案要点：

（1）① 少用或不用能够引起食管下端括约肌张力降低的食物，如浓茶、咖啡、巧克力、鲜柠檬汁、鲜橘汁等酸味饮料，以及含糖、酒精和咖啡因的饮料。

② 少用刺激性调味品进行烹调，如咖喱、胡椒粉、辣椒、芥末等。

③ 戒烟酒。烟酒可引起食管下端括约肌张力下降，尤其是烈性酒可使食管蠕动收缩波的频率下降，还会引起食管清除酸性物质的能力下降，加重食管炎的病情。

（2）① 宜少量多餐，防止饱食容易出现的一过性下食管括约肌松弛。

② 适当少吃高脂肪餐，不吃油煎油炸、烧烤食物。

③ 限制巧克力、咖啡、糖果、高糖点心以及含糖、酒精和咖啡因的饮料。

④ 严格戒烟，适量饮酒。

⑤ 餐后不宜马上躺下，在睡前 2～3 小时不要进食，适当在睡眠时抬高头部 10～20 cm。

⑥ 适当缓解释放压力。

2. 答案要点：

（1）该患者属于急性腹泻。

（2）① 能量：摄入在 30～40 kcal/（kg·d）为宜。

② 蛋白质：急性腹泻患者蛋白质每日的摄入量占总能量的 10%～15%，优质蛋白质比例应占总蛋白的 1/3。

③ 脂肪：急性腹泻患者要控制脂肪的量，采用低脂或无脂饮食，有条件可采用中链脂肪。

④ 碳水化合物：碳水化合物产能占总能量的 50%～65%，以淀粉为主，进食不足时可增加单糖或双糖的摄入量补充能量，不宜过多以免肠道内产气加重腹泻症状。

⑤ 水和电解质：及时补充含有电解质的液体，可口服或静脉补充，以维持水和电解质平衡。

⑥ 膳食纤维：急性期患者要禁用膳食纤维的摄入。

（3）急性期应采用清流质食物，如可选用米汤、去油肉汤、稀藕粉等。选择低脂、细软、少油的清淡食物，如大米粥、烂面条、面包、馒头、无油饼干、鸡蛋汤、藕粉等，可加用鲜榨果汁、蔬菜汤。

（赵婷）

第 16 章 营养与肝胆胰疾病

一、复习题

（一）名词解释

1. 脂肪肝
2. 急性胰腺炎

（二）填空题

1. 肝硬化营养治疗的目的是减轻患者机体_____，降低_____等有害物质对肝细胞的损害，增强机体_____，改善_____状态，促进_____的恢复。
2. 慢性胆囊炎多伴有胆石症，宜经常采用_____、_____饮食。

（三）单选题

1. 下列不属于急性肝炎营养治疗目的的是　　　　　　　　　　　　　　　　（　　）

   A. 保护肝脏　　　　　　B. 促进肝细胞再生　　　　C. 促进肝功能恢复

   D. 抗病毒损伤肝脏　　　E. 避免加重肝脏负担和损伤

2. 胆石症患者应避免食用下列哪种食物　　　　　　　　　　　　　　　　　（　　）

   A. 油煎蛋　　　B. 豆腐　　　　C. 香菇　　　　D. 黄花菜　　　　E. 土豆

3. 肝硬化患者最突出的营养代谢变化是　　　　　　　　　　　　　　　　　（　　）

   A. 脂肪合成代谢降低　　　　　　　　　B. 出现高胰岛素血症

   C. 机体微量元素降低　　　　　　　　　D. 维生素的吸收和代谢功能降低

   E. 氨基酸代谢出现异常

（四）简答题

1. 与脂肪肝相关的膳食营养因素有哪些？
2. 慢性胰腺炎的营养治疗目的是什么？如何正确选择食物？

（五）案例分析

患者张某，男，40 岁，长期嗜酒（每天饮白酒 1 斤，持续 10 年），身高 175 cm，体重 90 kg。患者早晨突然发作上腹部剧烈疼痛，进而出现休克，送医院急救，实验室检测血淀粉酶 546 U/L（正常值为 40～110 U/L）、血清总胆固醇 8.2 mmol/L、甘油三酯 1.6 mmol/L。问题：

（1）张某可能患的是什么疾病？

（2）该疾病的营养治疗目的是什么？

二、答案要点及分析

（一）名词解释

1. 脂肪肝：是一种多病因引起肝细胞内脂质蓄积过多的病理状态。

2. 急性胰腺炎：主要是胰酶在胰腺内被激活而发生自身消化的化学性炎症，胰腺发生炎症后，可干扰胰腺本身的外分泌功能，从而影响消化道的消化和吸收功能，产生代谢性异常，妨碍人体的营养维持。

（二）填空题

1. 代谢负担　自由基　抵抗力　营养　肝功能

2. 低脂肪　低胆固醇

（三）单选题

1. D　2. A　3. E

（四）简答题

1. 答案要点：

（1）酒精：酒精进入人体后，主要在肝脏进行分解代谢，酒精对肝细胞的毒性使肝细胞对脂肪酸的分解和代谢发生障碍，引起肝内脂肪沉积造成脂肪肝。

（2）营养过剩：长期摄入过多的动物脂肪、植物油、蛋白质和碳水化合物，过剩的营养物质便转化为脂肪储存起来，导致肥胖、高血脂和脂肪肝。

（3）营养不良：长期营养不良，造成低蛋白血症，缺乏胆碱、氨基酸或趋脂物质。这时脂肪动员增加，大量脂肪酸从脂肪组织中释放进入肝脏，使肝内脂肪堆积，形成脂肪肝。

2. 答案要点：

慢性胰腺炎的营养治疗目的是通过合理的营养支持，降低对胰腺的刺激，缓解疼痛，防止或纠正并发症，改善预后。

（1）宜用食物

① 可选择鱼类、虾类、禽肉、瘦牛肉、豆制品及蛋清等优质蛋白质饮食。

② 低纤维食物，如黄瓜、番茄、冬瓜、南瓜、胡萝卜、山药、生菜、精制米面等。

③ 烹调用油以植物油为主。

（2）忌用或少用食物

① 忌用肥肉、动物油脂、各种油炸食品、奶油、油酥点心等高脂肪食物。

② 少用韭菜、芹菜、山芋、粗杂粮等含纤维高的食物。

③ 忌用辣椒、芥末、胡椒、咖喱粉等辛辣刺激性的食品。

④ 忌用酒精及含酒精的饮料。

（五）案例分析

答案要点：

（1）急性胰腺炎。

（2）营养治疗目的是通过合理的营养支持，减轻胰腺负担，缓解临床症状，纠正代谢紊乱和水、电解质紊乱，促进受损胰腺组织的修复。

（王少康）

第 17 章　营养与肾脏疾病

一、复习题

（一）名词解释

麦淀粉饮食

（二）选择题

1. 急性肾衰竭少尿期后尿量逐渐增加,当每日尿量超过_____时,即进入多尿期

（　　）

    A. 400 mL　　　B. 50 mL　　　C. 3 000 mL　　　D. 500 mL　　　E. 6 000 mL

2. 慢性肾炎尿毒症产生致命性危险的因素是　　　　　　　　　　　　（　　）

    A. 高镁血症　　B. 低钠血症　　C. 低钾血症　　D. 高钾血症　　E. 低钙血症

3. 慢性尿毒症的饮食治疗,应给予　　　　　　　　　　　　　　　　（　　）

    A. 低脂肪高蛋白　　　　　B. 高糖高蛋白　　　　　C. 低脂肪低蛋白

    D. 低糖低蛋白　　　　　E. 高糖

4. 肾病患者少尿的判断标准是:24 小时排尿量少于　　　　　　　　（　　）

    A. ＜1 000 mL　B. ＜800 mL　　C. ＜600 mL　　D. ＜500 mL　　E. ＜400 mL

（三）简答题

1. 简述尿酸结石的营养调整。
2. 简述血液透析患者营养不良发生的原因和营养治疗原则。
3. 简述肾移植患者膳食注意事项。
4. 简述慢性肾小球肾炎的营养治疗目的和原则。

（四）案例分析

1. 患者,女性,52 岁,尿频、尿急、尿痛反复发作 20 余年,近 1 个月来,水肿加重,并出现少尿、恶心、呕吐,食欲差,周身皮肤瘙痒。护理体检:慢性病容,贫血貌,眼睑水肿。BP 158/98 mmHg,Hb 60 g/L,Cr 900 μmol/L,血钾 5. 5 mmol/L,CO_2 CP 15 mmol/L,血钙 1. 9 mmol/L,血磷 2. 9 mmol/L,B 超双肾长轴 7. 5 cm。问:

    （1）该患者最可能的诊断是什么?

    （2）该患者主要护理诊断是什么?

    （3）该患者营养护理措施是什么?

2. 高某,男性,16 岁,汉族,学生。主诉:咽痛、发热 2 周,眼睑、双下肢浮肿 5 天而入院。

患者于 2 周前因受凉出现发热、头晕、咽痛、咳嗽、流涕,服用感冒通、青霉素 V 钾片等口服药后,症状稍缓解,仍有咽痛不适伴乏力。入院前 5 天,病人出现眼睑及明显水肿伴双下肢轻度水肿,未予重视,近 1 天出现尿色深红,呈洗肉水样,尿量较平时减少,大约 1 000 mL/d。门诊检查尿常规:尿蛋白,红细胞满视野,潜血,尿沉渣变形红细胞 60,为进一步诊断,收入院。患者发病以来,精神差,食欲欠佳,睡眠尚可。BP 150/90 mmHg。血常规 Hb 124 g/L,WBC 12.7×10⁹/L。尿常规 RBC 满视野,尿蛋白。肾功能 BUN 6.22 mmol/L,Scr 130 μmol/L。B 超:右肾大小约 13.0 cm× 4.8 cm×5.8 cm,左肾大小约 12.6 cm×6.4 cm×5.7 cm,双肾位置正常。提示:双肾外形增大,实质部增厚,回声减低。心电图检查:正常;胸片:正常。临床诊断:急性肾小球肾炎。问:

(1) 该患者的主要护理诊断是什么?

(2) 该患者营养护理措施是什么?

3. 患者,女性,50 岁,农民,因"全身水肿 10 余天"入院,患者 10 余天前无明显诱因下出现全身水肿,伴有泡沫尿,同时感恶心、腹胀,进食后腹胀加重,偶感胸闷。患者曾到县中医院就诊,诊断为"肾病综合征",给予"利尿、降脂"等处理后症状稍改善,现为进一步治疗来我科。入院查体:T 36 ℃,P 72 次/分,R 16 次/分,BP 110/70 mm-Hg,发育正常,营养中等,自主体位,双下肢中度水肿。腹膨隆,移动性浊音阳性。血生化示总胆固醇 11.46 mmol/L,白蛋白 16.3 g/L,24 小时尿蛋白定量 5.4 g。B 超检查未见肾脏缩小。患者入院后予完善相关检查,行肾活检术,明确病理类型后制定抗免疫、抗炎症治疗方案,同时给予补充白蛋白、利尿、降血脂等处理及抗凝治疗。患者自发病以来卧床休息为主,精神萎靡,饮食睡眠欠佳,大便正常。患者否认"糖尿病、高血压病"病史。问:

(1) 肾病综合征患者常见的并发症有哪几种?

(2) 患者血清白蛋白低于正常,可否给予高蛋白饮食以补充尿蛋白的丢失?

二、答案要点及分析

(一) 名词解释

麦淀粉饮食:是将小麦粉经过加工处理,抽提其中的蛋白质,如此处理的小麦粉中的蛋白质由 8% 降到 0.8% 以下,用之作为病人热能供应的主要一部分来源,减少饮食中非必需氨基酸的摄入。

(二) 单选题

1. D 2. D 3. C 4. E

(三) 简答题

1. 答案要点:

(1) 尿液多呈酸性,膳食中应多吃蔬菜、水果、乳类等碱性食物以利于尿酸盐溶解。

(2) 采用低嘌呤饮食可减少尿酸的生成。

（3）限制钠盐,因其与钙具有协同作用。

2. 答案要点：

（1）血液透析患者营养不良发生的原因很多,但主要表现在营养素摄入过少、尿毒症引起的症状的作用和血液透析本身的影响等几个大的方面。

（2）营养治疗原则：

① 总能量的摄入要高出普通正常人。

② 摄入蛋白质充足。

③ 补充水溶性维生素,补充钙、铁、锌元素。

④ 增加膳食纤维的摄入。

⑤ 保证合理的膳食制度,透析前要吃饱吃好,蛋白质能量充足,透析中间一般不要进食,可以吃些果糖、巧克力补充糖和能量。

⑥ 增加单不饱和脂肪酸、a-酮酸、L-肉毒碱等功能性食品改善机体功能。

3. 答案要点：

肾移植术后宜用消毒餐,术后初期忌食牛奶、豆浆、过甜及产气食物。36 个月内严格忌食豆类及豆制品,以后可酌情给予。术后需防止肥胖,体重最好能维持在低于标准体重 5% 的范围内,进食量以八分饱为宜。多不饱和脂肪酸可降低排异反应,提高移植肾成活率,可多选用富含多不饱和脂肪酸的深海鱼。

4. 答案要点：

营养治疗的目的是根据不同疾病状态提供合理营养方案,增强机体抵抗力,预防感染,减少发作诱因,防止病情恶化。

（1）根据肾功能损害情况决定蛋白质摄入量。

（2）碳水化合物和脂肪作为热能的主要来源。

（3）适时调整入水量,供给足量维生素。

（4）采用低钠饮食,利尿消肿。

（5）以尿量和血钾水平调节钾盐的摄入。

（6）适量补充微量元素。

（7）少吃或不吃辛辣刺激性食物。

（四）案例分析

1. 答案要点：

（1）慢性肾衰竭。

（2）主要护理诊断有：

① 营养失调:低于机体需要量与肾功能不全、代谢产物滞留有关。

② 体液过多:与肾小球滤过功能降低导致水钠潴留有关。

（3）主要营养护理措施：

① 合理饮食护理:制定合理的饮食计划。饮食宜清淡、易消化,食物应富含 B 族维生素、维生素 C、叶酸和钙质等。嘱病人优质低蛋白饮食,尽量少摄入植物蛋白。给予病人充足的热量,主要由碳水化合物和脂肪供给,长期低蛋白饮食应使用必需氨基酸。监测血清电

解质的变化,密切观察高钾血症的征象,如有高钾血症,应限制含钾高的食物,并积极预防感染,及时纠正代谢性酸中毒,禁止输入库血。如有低钙血症的症状,可摄入含钙高的食物如牛奶,或遵医嘱服用活性维生素 D 及钙剂。

② 密切观察生命体征,定时测体重,准确记录出入量,密切观察体液过多的症状和体征。严格控制入液量,以量出为入为原则,限制钠盐摄入。

2. 答案要点:

(1) 主要护理诊断:

① 体液过多:肾小球滤过率下降,导致水钠潴留。

② 皮肤完整性受损的危险:与皮肤水肿有关。

(2) 主要营养护理措施:

① 饮食护理:低盐饮食,根据肾功能调节蛋白质的摄入量,给予足够的热量和维生素。

② 休息。

③ 病情观察。

④ 用药观察。

⑤ 皮肤护理。

⑥ 皮肤观察。

3. 答案要点:

(1) 常见并发症:感染、血栓及栓塞。

(2) 不可以给予高蛋白饮食。持续、大量的蛋白尿可导致肾小球高滤过,加重肾小球损伤,促进肾小球硬化。针对大量蛋白尿导致的低蛋白血症,治疗原则应该是通过药物治疗降低尿蛋白,饮食中给予正常量蛋白质来纠正。如果出现肾小球滤过率下降,则给予优质低蛋白饮食。

(卢姗)

第 18 章　营养与代谢性疾病

一、复习题

（一）名词解释

骨质疏松症

（二）填空题

1. 糖尿病典型症状是"三多一少"，即_____、_____、_____和_____。

2. 糖尿病人的膳食对碳水化合物的种类和质量有较严格的要求。通常把_____作为选择食物的主要依据。

3. WHO 建议采用腰围和腰臀比来评价腹部脂肪的分布，腰臀比男性≥_____，女性≥_____为腹型肥胖的标准。我国针对腰围提出的标准为男性≥_____，女性≥_____为腹型肥胖。

4. 标准体重（理想体重，kg）＝_____，我国一般将实际体重超过标准体重_____定义为肥胖。

5. 肥胖症的膳食治疗主要包括_____膳食、_____膳食、_____膳食。

6. 痛风"四低一高"饮食治疗原则，即坚持低_____、低_____、低_____、低_____和高_____供给。

7. 骨质疏松是以_____、_____为特征，_____及骨折危险性增加的一种全身性骨骼疾病。

8. 骨质疏松的机制主要是由于膳食_____的缺乏，引起_____水平降低，从而刺激_____的分泌增加，血_____水平升高，骨_____增强，导致骨钙溶出进入血液以保持血钙平衡。

9. 维生素_____是重要的骨代谢调节激素之一，它不仅可以直接促进_____，而且可以刺激胃肠道内_____的吸收，提供正常骨组织所需矿化原料，间接促进_____。

10. _____是构成骨基质的主要原料，适量的_____可增加钙质的吸收与储存，有利于_____的再生和延缓_____的发生，但过量的_____也促进钙排泄，加快骨质疏松，故蛋白质的摄取应适量。

11. 中国营养学会推荐的成人钙的适宜摄入量为_____ mg/d，中老年人为_____ mg/d，妇女妊娠和哺乳期，骨骼更新更快，钙的适宜摄入量增加到_____ mg/d。

（三）单选题

1. 糖尿病营养治疗的目的是 （ ）
   A. 达到并维持理想的血糖水平　　　　B. 减轻胰岛 β 细胞负荷
   C. 维持合理体重　　　　　　　　　　D. 减少心血管疾病的危险因素
   E. 以上都是

2. 以下哪一项不符合肥胖症限制能量平衡膳食(CRD)营养治疗原则 （ ）
   A. 每日摄入能量低于 800 kcal 的膳食
   B. 每日脂肪控制在总能量的 20%～30%
   C. 摄入食盐 3～6 g/d 为宜,限制嘌呤摄入
   D. 碳水化合物供给占总能量 40%～55% 为宜
   E. 适当多食富含维生素和膳食纤维的蔬菜、水果

3. 成年轻度肥胖者减体重的适宜速度为 （ ）
   A. 每天 1.0～1.5 kg　　　B. 每周 1.0～1.5 kg　　　C. 每周 0.5～1.0 kg
   D. 每月 0.5～1.0 kg　　　E. 每天 0.5～1.0 kg

4. 某女性,45 岁,体检结果显示体重 68 kg,身高 160 cm,甘油三酯 4.5 mmol/L(参考值 0.56～1.7 mmol/L),胆固醇 5.1 mmol/L(参考值 2.33～5.7 mmol/L),血压 82/135 mmHg。
   (1) 此女性 BMI 值为 （ ）
   　　A. ≥28.0　　　　B. 24.0～27.9　　　　C. 18.5～23.9
   　　D. 18.0～18.4　　E. <18.5
   (2) 此女性营养状况应判断为 （ ）
   　　A. 肥胖　　　B. 消瘦　　　C. 超重　　　D. 正常　　　E. 严重肥胖

5. 嘌呤含量较高(每 100g 嘌呤含量为 75～150 mg)的食物包括 （ ）
   A. 卷心菜、芹菜、番茄　　　B. 猪肉、牛肉、鸡汤　　　C. 南瓜、山芋、土豆
   D. 馒头、面条、玉米　　　　E. 牛奶、酸奶、奶酪

6. 对于痛风急性期患者,下列饮食缓解措施不当的是 （ ）
   A. 选择低嘌呤的食物
   B. 烹调食物禁用油炸、油煎,宜采用蒸、煮、炖、卤等
   C. 禁用含果糖较高的水果
   D. 禁酒及使用刺激性食物
   E. 每日食盐量不超过 6 g

7. 关于糖尿病的营养防治说法正确的是 （ ）
   A. 正常体重的糖尿病患者应体重逐渐下降至正常体重的 5% 左右范围
   B. 糖尿病患者应选择高 GI 的食物
   C. 饱和脂肪酸有降血脂和预防动脉粥样硬化的作用
   D. 缺锌将会使胰岛素合成减少
   E. 可溶性膳食纤维将使餐后血糖升高

8. Ⅱ型骨质疏松的好发年龄为　　　　　　　　　　　　　　　　　　　　　（　　）

    A. 30 岁以下　　　　　　　　　B. 35～40 岁　　　　　　　　C. 40～50 岁

    D. 女性 60 岁以上,男性 70 岁以上　　　　　　　　E. 65 岁以上

9. 原发性骨质疏松症的特征为　　　　　　　　　　　　　　　　　　　　　（　　）

    A. 骨量减少　　　　　　　　　　　　　B. 骨的微观结构不变

    C. 骨的脆性降低　　　　　　　　　　　D. Ⅰ型为老年性骨质疏松症

    E. 骨力学强度不变

10. 原发性骨质疏松患者补充矿物质最为合理的是　　　　　　　　　　　　　（　　）

    A. 只补充钙

    B. 补钙同时补充锌和铜

    C. 应补钙剂至少 2 000 mg/d

    D. 大部分食品都含有较高的氟,因此饮食补氟即可

    E. 镁有促进骨生长、维护骨细胞结构与功能的作用,可常规大量补充

11. 最适宜原发性骨质疏松症患者补充锌的食物为　　　　　　　　　　　　　（　　）

    A. 牡蛎　　　　　B. 蘑菇　　　　　C. 南瓜　　　　　D. 西瓜　　　　　E. 青菜

12. 原发性骨质疏松症患者补充营养素最为合理的是　　　　　　　　　　　　（　　）

    A. 补充过量蛋白质　　　　　　　　　B. 补充过量活性维生素 D_3

    C. 应保持蛋白质的负氮平衡　　　　　D. 多食用深色蔬菜和水果

    E. 胶原蛋白补充多多益善

13. 原发性骨质疏松症患者每天蛋白质摄入超过 100 g 可引起　　　　　　　　（　　）

    A. 负氮平衡　　　　　　　　B. 负钙平衡　　　　　　　　C. 尿钙排泄减少

    D. 骨骼生长迟缓　　　　　　E. 体内酸负荷降低

（四）简答题

1. 简述糖尿病的营养治疗原则。

2. 简述痛风急性期营养治疗原则。

3. 目前对于糖尿病患者碳水化合物摄入的建议有哪些?

4. 简述骨质疏松症营养治疗的原则。

（五）案例分析

1. 张女士,48 岁,办公室文员,身高 165 cm,体重 78 kg,腰围 86 cm,臀围 94 cm。在今年的体检中空腹血糖 7.2 mmol/L,后经 OGTT 实验确诊为糖尿病。患者现需要通过饮食控制来调整血糖,遂至营养科门诊咨询。请根据题目所给信息回答问题。

    （1）计算患者的标准体重。

    （2）计算患者的 BMI,并对其进行体型判定。

2. 田女士,50 岁,腰背疼 2 年,加重 1 月。患者近两年感腰背疼痛明显,以弯腰和下蹲时加剧,近一月腰背疼痛加重。身高 162 cm(原来 164 cm),体重 54 kg。一个月前在外院体检,血钙、血磷无异常。双能 X 线骨密度检查(DXA):L1—L4 骨密度 T-2.7

（即低于正常 2.7 个标准差）。X 线摄片无明显异常。

（1）该患者根据临床症状和检查可以诊断为什么疾病？

（2）该病的发生主要是由于缺乏什么营养素？

（3）针对这种疾病的饮食治疗要注意什么？

二、答案要点及分析

（一）名词解释

骨质疏松症：是以骨量减少、骨的微观结构退化为特征，骨的脆性增高及骨折危险性增加的一种全身性骨骼疾病。

（二）填空题

1. 多尿　多饮　多食　体重减轻

2. 血糖负荷 GL

3. 0.9　0.8　85 cm　80 cm

4. 身高（cm）－105　20％

5. 限制能量平衡　高蛋白　轻断食

6. 嘌呤（或无嘌呤）　能量（摄入）　脂（肪）　盐　水分

7. 骨量减少　骨微观结构损坏　骨脆性增高

8. 钙　血钙　甲状旁腺激素　甲状旁腺激素　吸收

9. D　骨形成　钙　骨形成

10. 蛋白质　蛋白质　骨骼　骨质疏松　蛋白质

11. 800　1 000　1 200

（三）单选题

1. E　2. A　3. D　4.（1）B　（2）C　5. B　6. C　7. D　8. D　9. A　10. B
11. A　12. D　13. B

（四）简答题

1. 答案要点：

（1）合理控制总能量。

（2）选用吸收较慢的多糖，限制单糖及双糖的摄入量。

（3）保证足量的优质蛋白质。

（4）控制脂肪与胆固醇的摄入。

（5）提供充足的维生素和矿物质。

（6）增加可溶性膳食纤维素的摄入。

（7）不推荐饮酒。

（8）适当使用甜味剂。

（9）合理分配餐次，适当加餐。

2. 答案要点：

（1）限制嘌呤，选用低嘌呤（膳食嘌呤<150 mg/d）。

（2）限制能量摄入。

（3）适量蛋白质，尽量不吃动物类食物。

（4）适当限制脂肪，控制在 50 g/d 左右。

（5）提供足量维生素和矿物质。

（6）供给大量水分，维持在 2 000～3 000 mL/d。

（7）禁用刺激性食品。

3. 答案要点：

（1）膳食碳水化合物所提供的能量应占总能量的 50%～60%。

（2）利用血糖生成指数，合理选择碳水化合物。高 GI 的食物对血糖影响大，低 GI 的食物对血糖的影响小些，糖尿病患者应选择低 GI 的碳水化合物。

（3）单糖 GI 高于多糖，应慎用或禁用单糖类。杂粮 GI 低于细粮 GI，主食的选择应粗细搭配。

（4）增加膳食纤维的摄入可以降低食物的 GI，故建议多选用含膳食纤维丰富的碳水化合物，如燕麦。另外，选用碳水化合物类食物时，应配以含膳食纤维丰富的蔬菜类一同食用。食材加工不要过于太细，烹调时间不要太长。

4. 答案要点：

（1）充足的钙摄入：成年人钙摄入量 800 mg/d，绝经后妇女和老年人 1 000 mg/d，孕妇和哺乳期妇女 1 200 mg/d。

（2）保证维生素 D、维生素 A 和维生素 C 的供给。适当户外运动和日照，多吃富含维生素 A 和维生素 C 的食物。

（3）适量蛋白质、低盐、合适钙磷比例的均衡膳食。

（4）选择科学的烹调方式，去除和避免食物固有成分对钙吸收的干扰。

（五）案例分析

1.（1）标准体重（kg）＝身高（cm）－105＝165－105＝60 kg。

（2）BMI＝体重（kg）/［身高（m）］^{2}＝78 kg/(1.65 m)^2＝28.7 kg/m^2；体型肥胖。

2. 答案要点：

（1）骨质疏松症。

（2）钙元素。

（3）饮食注意事项：

① 膳食中注意摄入充足的钙，补钙食物首选奶及奶制品，还有虾皮、海带、芝麻酱、紫菜、大豆及豆制品等。

② 多摄入维生素 D 含量丰富的食物如深海鱼、肝、蛋黄等，平时多出去晒太阳。

③ 膳食中磷的摄入量保持在适宜范围内，注意镁与锌的补充。

④ 每天保证优质蛋白质的摄入。

⑤ 尽量选择消除和避免干扰钙吸收的烹调方式。烹调时适当加醋，有利于钙的溶解和吸收。

（王瑾，马东波）

第 19 章　营养与癌症

一、复习题

（一）名词解释

1. 恶病质
2. 肿瘤营养疗法

（二）填空题

1. 大豆异黄酮为存在于大豆及其制品中的一类黄酮类化合物，种类较多，在体内呈现雌激素样活性，能与雌二醇竞争结合雌激素受体，拮抗雌激素的作用，从而对激素相关的癌症有保护作用如_____、_____、_____。

2. 有机硫化物主要存在于葱蒜类蔬菜包括_____、_____、_____、_____等，葱蒜的保健功能包括防癌抗癌作用早被认识。

3. PG-SGA 由_____及_____两部分组成，具体内容包括_____、_____、_____、_____、_____、_____、_____等 7 个方面，总体评估结果分为_____和_____两种。

4. 预防癌症应限制饮酒。饮酒没有这样一个_____，低于它就至少不会增加患某些癌症的风险。如果你确实饮酒，不要超过国家的指南。_____不应该喝含酒精的饮料。_____期间也不要饮酒。

（三）单选题

1. 大约有_____的癌症死亡源自高体重指数、水果和蔬菜摄入量低、缺乏运动、使用烟草及饮酒这五种主要行为和饮食危险因素　　　　　　　　　　　　　　　　（　　）
   A. 10％　　　　B. 20％　　　　C. 30％　　　　D. 50％　　　　E. 70％

2. 国际癌症研究机构（IARC）专题工作组在对既往科学文献进行了全面回顾之后，将食用红肉定为_____致癌物质　　　　　　　　　　　　　　　　　　　　（　　）
   A. 1 级　　　　B. 2A 级　　　　C. 2B 级　　　　D. 3 级　　　　E. 4 级

3. 国际癌症研究机构（IARC）专题工作组将加工肉制品列为对人类致癌（1 级），结论是每天食用 50 克加工肉制品可使罹患结肠直肠癌的风险增加　　　　　　　　（　　）
   A. 8％　　　　B. 18％　　　　C. 48％　　　　D. 108％　　　　E. 180％

4. 中国营养学会 2016 年编著出版的《食物与健康——科学证据共识》，采用国际权威机构推荐的评价方法，对食物与健康进行了科学循证，各种食物评价结果显示，全谷

物可降低_____发病风险 　　　　　　　　　　　　　　（　　）

　　A. 肝癌　　　　B. 肺癌　　　　C. 前列腺癌　　　D. 膀胱癌　　　E. 结直肠癌

5. 在各类癌症病人中,有_____可发生癌症恶病质,在经过化疗、放疗以及各类癌转
移者中发生率更高 　　　　　　　　　　　　　　　　　　　　　　　（　　）

　　A. 1/3~1/2　　B. 1/3~2/3　　C. 1/3~3/4　　D. 1/4~2/3　　E. 1/2~2/3

6. _____是专门为肿瘤患者设计的营养状况评估方法,是一种有效的肿瘤患者特异
性营养状况评估工具,是美国营养师协会(ADA)推荐用于肿瘤患者营养评估的首选
方法,中国抗癌协会肿瘤营养与支持治疗专业委员会推荐使用 　　　　　（　　）

　　A. NRS2002　　B. SGA　　　C. PG-SGA　　D. MNA　　　E. MUST

7. PG-SGA 积分_____为中度营养不良 　　　　　　　　　　　　　（　　）

　　A. 0~1 分　　B. 2~3 分　　C. 4~8 分　　D. 9~11 分　　E. ≥12 分

8. 流行病学资料表明,结直肠癌及乳腺癌的发病率及死亡率在摄食_____地区、国
家人群中较高 　　　　　　　　　　　　　　　　　　　　　　　（　　）

　　A. 高维生素　　　　　B. 高蛋白质　　　　　　C. 高膳食纤维

　　D. 高碳水化合物　　　E. 高动物蛋白质

9. 流行病学资料显示,土壤和植物中的_____元素含量与人类各种癌症的死亡率呈
负相关 　　　　　　　　　　　　　　　　　　　　　　　　　　　（　　）

　　A. 铜　　　　　　B. 铁　　　　　C. 碘　　　　　D. 硒　　　　　E. 钙

10. WCRF/AICR 专家小组 2007 年的报告认为以下哪类蔬菜很可能降低结直肠癌和
胃癌的危险性 　　　　　　　　　　　　　　　　　　　　　　　（　　）

　　A. 西红柿　　B. 葱蒜类　　　C. 黄瓜　　　　D. 十字花科　　E. 蘑菇类

(四) 简答题

1. 简述患者主观整体评估(PG-SGA)的内容和评价方法。

2. 简述肿瘤患者膳食指导原则。

3. 简述 2018 年《饮食、营养、体能活动和癌症:全球角度》报告中给出的癌症预防建议。

4. 简述癌症患者的营养代谢变化。

(五) 案例分析

男性患者,52 岁,长期胃灼热、胃酸返流。患者 3 个月前开始呕吐,常在用餐后出现。由
于觉得自己体重太重,且饱餐后常见胃灼热、呕吐现象,目前患者已停止摄入固体食物,改吃
自己可以耐受的流质饮食。近 2 个月以来体重有下降,身高 172 cm,平常体重 100 kg,当前
体重 82 kg。主观评价患者肌肉消耗不明显,踝部、骶部及腹部均未见水肿。约 3 周前开始
感到上腹部疼痛,门诊内窥镜检查表明:胃窦区域发现一处较大的病灶,经活检提示为一个大
的弥散状 Lauren 型胃癌。实验室检查数据如下:血红蛋白 10.8 g/dL,白蛋白 35 g/L,余正常。

(1) 用 NRS 2002 完成该患者的营养风险筛查。

(2) 用 PG-SGA 完成患者的营养状况评估。

(3) 做出适当的饮食指导。

二、答案要点及分析

(一) 名词解释

1. 恶病质：是以骨骼肌量持续下降为特征的多因素综合征,伴随或不伴随脂肪组织减少,不能被常规的营养治疗逆转,最终导致进行性功能障碍。

2. 肿瘤营养疗法：是对营养干预进行计划、实施和评价,其目的是治疗肿瘤及其并发症或身体状况,以改善肿瘤患者的预后情况,包括营养诊断(营养风险筛查/营养评估)、营养干预(包括营养教育和营养支持)、营养评价三个不同阶段。

(二) 填空题

1. 乳腺癌　子宫癌　卵巢癌

2. 大蒜　洋葱　韭菜　大葱　小葱

3. 自我评估部分　医务人员评估部分　体重　摄食情况　症状　活动和身体功能　疾病与营养需求关系　代谢方面的需要　体格检查　定量评估　定性评估

4. 阈值　儿童　怀孕

(三) 单选题

1. C　2. B　3. B　4. E　5. B　6. C　7. C　8. E　9. D　10. B

(四) 简答题

1. 答题要点：

PG-SGA 是专门为肿瘤患者设计的营养状况评估方法,是在 SGA 基础上发展而成的,它由患者自我评估部分及医务人员评估部分两部分组成,具体内容包括体重、摄食情况、症状、活动和身体功能、疾病与营养需求关系、代谢方面的需要、体格检查等 7 个方面,前 4 个方面由患者自己评估,后 3 个方面由医务人员评估,总体评估结果分为定量评估和定性评估两种。定量评估为将 7 个方面的计分相加,得出一个最后积分,根据积分将患者分为 0～1 分(无营养不良)、2～3 分(可以营养不良)、4～8 分(中度营养不良)、≥9 分(重度营养不良)。定性评估将肿瘤患者的营养状况分为 A(营养良好)、B(可疑或中度营养不良)、C(重度营养不良)三个等级。

2. 答题要点：

(1) 合理膳食,适当运动。

(2) 保持适宜的、相对稳定的体重。

(3) 食物的选择应多样化。

(4) 适当多摄入富含蛋白质的食物。

(5) 多吃蔬菜、水果和其他植物性食物。

(6) 多吃富含矿物质和维生素的食物。

(7) 限制精制糖摄入。

(8) 肿瘤患者抗肿瘤治疗期和康复期膳食摄入不足,在经膳食指导仍不能满足目标需要量时,建议给予肠内、肠外营养支持治疗。

3. 答题要点：

（1）维持健康的体重。

（2）多做体能活动。

（3）食用富含全谷物、蔬菜、水果和豆类的膳食。

（4）限制食用"快餐"和其他高脂肪、高淀粉或高糖的加工食物。

（5）限制食用红肉和加工肉类。

（6）限制饮用加糖调味饮料。

（7）限制饮酒。

（8）不要使用补充剂来预防癌症。

（9）母乳喂养，如果可以，给婴儿哺喂母乳。

（10）确诊患癌后，如果可以，遵循上述建议。

4. 答题要点：

糖代谢的变化：癌症患者体内糖合成代谢增加、胰岛素抵抗、糖耐量降低、内生糖的增加和 Cori 循环活性升高已得到证实。

癌症患者常伴有骨骼肌蛋白丢失和营养不良，整体蛋白质更新率增加。长期的负氮平衡，导致蛋白质-热能营养不良、免疫力低下及对手术等抗肿瘤治疗的耐受力下降。

谷氨酰胺为氨基酸、嘌呤、嘧啶及尿素等的合成提供前体物质，同时为肠黏膜上皮细胞、淋巴细胞、肿瘤细胞、成纤维细胞等快速生长分化的细胞提供能量。恶性肿瘤细胞可与宿主竞争血液中的谷氨酰胺，血液中的谷氨酰胺逐渐下降，同时因癌症恶病质前期患者产生谷氨酰胺的能力下降，是癌症患者在外伤、感染、手术时失去免疫功能的原因之一，癌细胞内谷氨酰胺浓度与癌的生长速度呈负相关。

体脂丢失是癌性恶病质的特征，表现为三头肌皮褶厚度测量值下降、释放至血中的甘油和游离脂肪酸增加。肿瘤可能通过刺激巨噬细胞产生肿瘤坏死因子而增强内源性脂肪分解，抑制脂蛋白脂酶活性，使脂肪细胞摄取的脂肪酸减少，临床表现为高脂血症，而在饥饿状态下必将消耗宿主的脂肪储备。

许多癌症患者可发生维生素缺乏，血清中叶酸、维生素 A、维生素 C、维生素 B_{12}、维生素 E 等的水平明显低于正常人。造成癌症患者维生素缺乏的原因包括体内消耗增加、肿瘤治疗的影响及病人摄入量下降等。

浸润性癌肿患者最常见到水和电解质失衡，如低血钠、低蛋白血症等。晚期癌症患者约 10% 可有高钙血症，是癌症最常见的内分泌方面的并发症，过度骨吸收是高钙血症的重要原因。

（五）案例分析

1. 答题要点：

（1）根据"NRS 2002 营养风险筛查表"，通过"疾病营养需要量程度""营养受损评分"和"年龄评分"三部分综合评价。

疾病营养需要量程度评分：属一般恶性肿瘤，营养需要量轻度提高，1 分。

营养受损评分：BMI＝27.72 kg/m²，3 个月内体重下降 18%，一周内进食量变化不大。

综上受损程度评分 2 分。

年龄评分：<70 岁，0 分。

综合评价，NRS 2002 评分结果 3 分，有营养不良风险。

（2）根据"PG-SGA 患者主观整体评估"方法，"患者自我评估表"和"医务人员评估表"两部分综合评价。

"患者自我评估"包括"体重""摄食情况""症状""活动和身体功能"四个方面结果相加。"体重"6 个月内减轻 18％，3 分。"摄食情况"进食流质，3 分。"症状"存在呕吐、疼痛，6 分。"活动和身体功能"可以轻微活动，1 分。综上，"患者自我评估"13 分。

"医务人员评估表"包括"疾病与营养需求""代谢需要"和"体格检查"三个方面结果相加。"疾病与营养需求"癌症，1 分。"代谢需要"无应激情况，0 分。"体格检查"观察患者脂肪储备、肌肉情况和液体情况，以肌肉丢失得分为体格检查最终得分，0 分。综上，"医务人员评估表"1 分。

综合"患者自我评估表"和"医务人员评估表"结果，共计 14 分，≥9 分，PG-SGA 营养评价结果为重度营养不良。

（3）做出适当的饮食指导。

营养支持在癌症患者治疗方案中是不可缺少的一部分，可提高患者对手术治疗的耐受性，减少术后感染，加速伤口愈合，也可提高病人耐受化疗和放疗的能力，减少治疗的毒性和副作用，预防癌症恶病质的发生。

胃癌手术前进行静脉营养支持，有助于降低术后并发症发生率和手术死亡率。

放疗和化疗的患者在调整营养素平稳的同时，给予抗氧化营养素，可减少副反应、提高人体免疫功能。

癌症患者补充谷氨酰胺可减轻化疗造成的蛋白质分解，促进机体蛋白质合成。

患者营养支持应采取个性化方案，充分考虑肿瘤的异常代谢和治疗活动所致额外消耗。一般补充热量和氮量均高于正常需要，非蛋白热量中脂肪乳剂来源热量达 50％左右。无条件测定氮平衡时，建议摄入氮量为 0.2 g/(kg · d)。

（王少康）

第20章　营养与血液系统疾病

一、复习题

（一）名词解释

1. 缺铁性贫血

2. 巨幼红细胞性贫血

（二）填空题

1. 与营养关系密切的血液与造血系统疾病主要是营养性贫血，_____、_____、_____与造血关系密切。

2. 铁缺乏是全球发展中国家以及发达国家最常见的营养缺乏性疾病之一，以_____和_____人群发病率最高。

（三）单选题

以下_____可以有效促进非红素铁的吸收　　　　　　　　　　　　（　　）

A. 维生素 C　　　B. 草酸盐　　　　C. 单宁酸　　　　D. 植酸盐　　　　E. 维生素 D

（四）简答题

简述再生障碍性贫血营养治疗原则。

（五）案例分析

1. 2013 年中国居民膳食与营养状况调查显示：我国居民贫血患病率为 9.7%，其中 6 岁以下儿童贫血患病率为 11.6%，孕妇为 17.2%。问题：
   - （1）为什么儿童与孕妇是铁缺乏和缺铁性贫血的高发人群？
   - （2）缺铁性贫血的主要临床表现有哪些？
   - （3）如何通过饮食途径有效纠正缺铁性贫血？

2. 某男患者，34 岁，工人，头昏、乏力 4 个月，近一个月加重并出现面色苍白，食欲不振，经常鼻出血、牙龈出血、低热。查体发现患者有牛肉样舌、巩膜黄染、尿液为浓茶样，有眼底出血、肝脾轻度肿大、下肢水肿。血象及骨髓象显示患者红细胞的数目减少、体积变大，骨髓中出现体积较大的未成熟的红细胞。血清学检测结果为血清叶酸水平降低。问题：
   - （1）该患者患有何种疾病？
   - （2）该疾病发生与何种营养素缺乏有关？
   - （3）如何通过饮食途径有效纠正该疾病？

二、答案要点及分析

(一) 名词解释

1. 缺铁性贫血:是由于铁缺乏导致的小细胞低色素性贫血及相关的缺铁异常,也是最常见的贫血。

2. 巨幼红细胞性贫血:是由于叶酸、维生素 B_{12} 缺乏或某些药物影响核苷酸代谢导致细胞 DNA 合成障碍所致的贫血。

(二) 填空题

1. 铁　叶酸　维生素 B_{12}

2. 儿童　妊娠妇女

(三) 单选题

A

(四) 简答题

答案要点:

(1) 供给高蛋白饮食,如瘦肉、蛋类、乳类、鸡肉、豆制品、动物肝肾、鱼类等以及动物骨或骨髓。

(2) 多摄入含造血成分的食物,补充铁、叶酸、维生素 B_{12}、维生素 B_6、维生素 K、维生素 C 丰富的食物。

(3) 补充维生素,如维生素 B_1、B_6、K 和 C 等。

(4) 注意烹调方法及饮食卫生。

(五) 案例分析

1. 答案要点:

(1) 婴幼儿及儿童生长发育快,铁需要量增多,如不及时补充含铁丰富的食品,就容易发生缺铁性贫血。孕妇由于生理的变化,血容量增加大于红细胞数量增加,所以需要更多的铁来合成血红蛋白。另外,孕妇还需要一部分铁来满足发育中的宝宝和胎盘的需要,如不及时补充含铁丰富的食品,就容易发生缺铁性贫血。

(2) 一般有头晕、头痛、乏力、易倦、心悸、活动后气短、眼花及耳鸣等。儿童表现生长发育迟缓,注意力不集中。

(3) 摄入富含铁的食物;给予高蛋白饮食;增加膳食中维生素 C 的摄入;减少影响铁吸收食物的摄入;食物多样化,做到平衡膳食。

2. 答案要点:

(1) 巨幼红细胞性贫血。

(2) 叶酸。

(3) 由于牛乳制品经加热等处理后叶酸大量破坏,婴幼儿喂养要及时添加辅食。绿叶蔬菜和水果中叶酸含量丰富,动物肝、肾、鸡蛋、豆类、酵母及坚果类含量也较多,应适当增加上述食物摄入。膳食中丰富的维生素 C、蛋白质、铜、铁也可以促进叶酸吸收。

(乜金茹)